Ulrike Grabmair

# MIGRÄNE

verstehen – vorbeugen – behandeln

## Mit Beiträgen von:

### Daniela Eisenheld

ist Master Personal Trainer und hat darüber hinaus Ausbildungen in den Bereichen Bewegung und Ernährung absolviert. Als Mutter weiß sie gut, was es bedeutet, Job, Familie und Fitness unter einen Hut zu bringen.

„Wer sich bewegt, der bringt etwas in Bewegung!" – so lautet ihr Motto. Mehr über Daniela Eisenheld finden Sie unter www.elli-macht-fit.com

### DI Pascale Neuens

Plötzliche Nahrungsmittel-Unverträglichkeiten haben die Architektin Pascale Neuens auf ihren neuen Weg zum Herzensbusiness geführt. Und so ersetzte sie Zahlen, Pläne und ihren Job an der TU Wien durch bunte Erfolgsrezepte und Traditionelle Chinesische Medizin.

Mit Gemüserezepten, klaren Gedanken und einem guten Gefühl integriert sie Wohlbefinden, Leichtigkeit und Lebensfreude in den dichten Alltag ihrer Kund*innen.

### Univ.-Prof. Dr. Christian Wöber

ist Facharzt für Neurologie und Psychiatrie. Prof. Wöber leitet den Spezialbereich Kopfschmerz an der Univ.-Klinik für Neurologie Wien. Seine Beschäftigung auf dem Gebiet des Kopfschmerzes umfasst Patientenbetreuung, Lehre und Forschung. Prof. Wöber ist Autor/Koautor von mehr als 180 Artikeln in Zeitschriften, Büchern und Lehrbüchern.

Ein besonderes Anliegen ist Prof. Wöber die ärztliche Fortbildung auf dem Gebiet des Kopfschmerzes, wie auch die umfassende Information von Kopfschmerzbetroffenen.

# Inhaltsverzeichnis

PRAXISTEIL – LEBEN MIT MIGRÄNE

# Vorwort

Zum Thema Migräne gibt es sehr viele Mythen und viele gut gemeinte Ratschläge. In Österreich zählt die neurologische Erkrankung Migräne neben Wirbelsäulenbeschwerden, Bluthochdruck und Allergien zu den häufigsten Krankheitsbildern. Und trotzdem wird noch immer zu wenig über diese Art des Kopfschmerzes und die Belastungen, die damit verbunden sind, gesprochen. Nicht in der Gesellschaft, nicht in unseren Familien und nicht in unserem Freundeskreis – und noch viel weniger am Arbeitsplatz.

Wahrscheinlich haben Sie im Lauf Ihres Lebens schon sehr vieles ausprobiert. Manches hat Ihnen eventuell sogar einige Zeit geholfen oder für eine kurze Zeit Linderung verschafft, doch dann war die Migräne wieder da – und hat Sie wieder mit voller Wucht getroffen! Und damit kehren auch wieder die Ernüchterung und die Verzweiflung zurück, ebenso wie die Angst, wann es das nächste Mal wieder so weit ist – und das Gefühl „Da hilft mir eh nichts".

Vielleicht haben Sie aber auch gerade erst die Diagnose „Migräne" erhalten? Auch wenn Sie sich bei Ihrem Arzt oder Ihrer Ärztin gut aufgehoben gefühlt haben, sind Sie mit Ihrem Rezept und mit dem gut gemeinten Ratschlag, Entspannungsmethoden auszuprobieren – denn „Die helfen gut bei Migräne" – eventuell etwas verunsichert nach Hause gegangen.

Und das soll es schon gewesen sein? Mehr geht nicht?

Es wäre nun einfach, den Kopf in den Sand zu stecken, ein Leben lang Unmengen von Medikamenten zu nehmen und zu resignieren. Aber vielleicht möchten Sie die Aussage „Migräne ist unheilbar – lernen Sie, damit umzugehen" nicht einfach so hinnehmen? Und außerdem verspüren Sie vielleicht den Wunsch, Ihre Medikamenteneinnahme zu reduzieren?

Dann ist dieses Buch – unabhängig davon, ob die Migräne schon ein langjähriger Begleiter in Ihrem Leben ist oder Sie sich gerade frisch mit Ihrer Erkrankung auseinandersetzen müssen – genau das Richtige für Sie!

Dieser Ratgeber stellt eine Anleitung zur nicht-medikamentösen Selbsthilfe bei Migräne dar. Was können Sie für sich – abseits oder zusätzlich zu Ihrer medikamentösen Behandlung – tun, um trotz oder gerade auch wegen Ihrer Migräne zu einem besseren mentalen, emotionalen, sozialen und körperlichen Wohlbefinden zu finden? Ganz nach dem Motto: **„Tausche Kopfgewitter gegen Lebensfreude!“**

Ich gratuliere Ihnen zu dem mutigen Entschluss, hinzuschauen und sich und Ihren Körper besser kennenzulernen!

## Leseanleitung

Dieses Buch ist in verschiedene Teile gegliedert. Einerseits finden Sie darin Strategien zur Prävention – für beschwerdefreie Zeiten ebenso wie für jene Situationen, in denen Sie merken, dass das „Gewitter“ schon aufzieht. Andererseits finden Sie aber auch Methoden zur mentalen Schmerzauflösung, die Sie im Falle des Falles dabei unterstützen sollen, den Migräneanfall leichter zu ertragen. Gedacht ist es so, dass Sie im Laufe der Zeit alles lesen. Sollten Sie sich jedoch zu einem Kapitel besonders hingezogen fühlen, dann beginnen Sie einfach dort. Sie finden auch immer wieder Querverweise zu anderen Kapiteln oder Abschnitten, in denen Sie Gelesenes vertiefen können.

Alle Übungen sind bewusst in der Du-Form geschrieben. Außerdem werden Sie bemerken, dass Sie kaum Zeitangaben finden – einfach, weil es wichtig ist, dass Sie sich die Zeit nehmen, die Sie dafür benötigen. Und wenn Sie hineineinspüren, dann finden Sie auch die richtige Dauer für sich.

# Meine persönliche Geschichte – mit einem Lichtstreifen am Horizont

Meine eigene Geschichte mit der Migräne begann im Jahr 1983 – ich war damals drei Jahre alt. Mein Bruder Alexander hatte eine Schulaufführung, meine Eltern und ich saßen schon im Publikum, da wurde mir plötzlich schlecht. Das war der Anfang einer langen und intensiven Leidensgeschichte, auf vielen Ebenen.

In meiner Kindheit hatte ich circa alle zehn Tage einen Migräneanfall. Dieser zeichnete sich durch erschöpfende Schläfrigkeit und stundenlanges Erbrechen aus. Meist begann es am Nachmittag: Ich wurde müde und sehr ruhig, alles wurde anstrengend. Wenn ich gerade bei Freunden war, ging ich nach Hause oder ließ mich von meiner Mama abholen. Keiner sollte mich so sehen und schon gar nicht einen meiner Migräneanfälle miterleben.

Zuerst wollte ich mich nur hinlegen – alle Arten von Geräuschen oder Licht waren zu belastend für mich. Kurze Zeit später jedoch musste ich mich übergeben, schlief danach total erschöpft ein, wachte auf, übergab mich usw. Diese Abfolge wiederholte sich mehrmals, bis ich dann am späteren Abend endlich wirklich schlafen konnte.

Am nächsten Tag wachte ich mit einem enormen Energieschub auf und hatte das Gefühl, Bäume ausreißen zu können. Ich war wieder das lustigste Kind von allen und erbrachte Bestleistungen. Schon als Kind war ich sehr ehrgeizig, wollte im Kindergarten und natürlich auch später in der Schule die Beste sein, wollte gefallen und beliebt sein – Anerkennung um jeden Preis war sehr wichtig für mich. Auch nein zu sagen oder jemandem eine Bitte abzuschlagen, war – und ist manchmal heute noch – sehr schwer für mich.

Diese Furcht vor Misserfolg und Ablehnung begleitete mich über weite Strecken meines Lebens. Daher war es für mich immer sehr schwer, wenn ich einmal – und sei es auch nur ganz leise und vorsichtig – kritisiert wurde. Das traf mich besonders hart. Um solch eine für mich extrem schmerzhafte Kritik zu umgehen, strengte ich mich noch mehr an und zeigte noch mehr Leistung. Meine Eltern versuchten manchmal, meinen Ehrgeiz und meine Anstrengungen etwas zu bremsen, indem sie mich von zusätzlichen „Leistungssituationen", wie z. B. sportlichen Wettkämpfen, fernhielten.

Ein anderes wichtiges Thema für mich war die Schnelligkeit. Schon im Kindesalter war ich immer etwas flinker als andere, hatte auch den Ehrgeiz, in der Schule immer die Schnellste und Beste zu sein. Ganz besonders liebte ich die „Verständnisübungen" in der Volksschule, bei denen man zuerst einen Text lesen und danach Verständnisfragen beantworten musste. Für mich brach eine Welt zusammen, wenn ich einmal langsamer als andere war oder – besonders tragisch – sich vor lauter Schnelligkeit dann doch mal ein Fehler eingeschlichen hatte. Erst sehr spät habe ich erkannt, dass ich mich mit diesem Tempo um sehr viel gebracht habe: positive Momente, etwas genießen zu können, achtsam zu leben. Ich arbeite noch immer daran.

In meiner Kindheit und frühen Jugend hatte ich noch keine Kopfschmerzen. Daher konzentrierte sich der Fokus meiner Eltern auf die immer wiederkehrenden Bauchschmerzen, verbunden mit Übelkeit. Dass ich Migräne haben könnte, darauf kam keiner. Und somit blieb mein Zustand unverändert. Meine verzweifelten Eltern unternahmen alles, um herauszufinden, was mit mir los war – der erste Weg führte natürlich zum Kinderarzt, der jedoch nichts feststellen konnte. Danach versuchten wir Kinesiologie, Homöopathie, Familientherapie bis hin zu Heiler*innen.

In den frühen Neunzigern redete noch keiner über „Clean Eating". Gemacht haben wir es trotzdem. Meine Eltern kochten zuckerfrei für mich, mein Vater stellte sogar Ketchup und Senf ohne Zucker für mich her. Erst als wir ein ganzes Jahr lang zuckerfrei gegessen hatten, hatte ich nicht mehr alle zehn Tage einen Migräneanfall, sondern nur noch alle elf Tage. Ein Tag mehr – ein Gewinn, der für Außenstehende läppisch erscheinen mag. Doch für meine Eltern und mich war es ein riesiger Unterschied. Wenn man sich also die Frage stellt: „Lohnt sich der Aufwand?", dann lautet, wenn man meine Eltern fragt, die Antwort: „Ja!"

Das Familienleben musste sich meiner mysteriösen Erkrankung unterordnen: Ausflüge und Urlaube wurden zu großen Herausforderungen, der Alltag war geprägt von Wachsamkeit und der Angst vor dem nächsten Anfall.

Was mich am meisten belastete, war, wenn ein Familienausflug wegen mir abgebrochen werden musste oder gar nicht erst stattfinden konnte. Weil es mir eben wieder einmal nicht gut ging. Oder wenn die Familie sich aufteilen musste – meine Mama blieb bei mir und mein Papa unternahm etwas mit meinem Bruder, damit zumindest die beiden etwas gemeinsam machen konnten. Ich hatte immer ein wahnsinnig schlechtes Gewissen. Einfach so auszufallen, anders zu sein – warum ich?

Schon bald bemerkte ich es selbst, wenn wieder ein Anfall bevorstand. Ich sagte aber nie etwas, denn ich wollte nicht schon wieder einen schönen Nachmittag mit meiner Familie ruinieren, eine Urlaubsfahrt stören oder Unruhe in unseren Alltag bringen.

Ich wurde einfach immer ruhiger. Meine Eltern fragten, ob es mir gut gehe, und ich sagte ja. Ich hoffte jedes Mal aufs Neue, dass es irgendwie vorbeiging. Ich wollte es nicht wahrhaben – vielleicht würde ja diesmal alles anders sein? Doch leider endete es immer auf die gleiche Weise: mit einem Migräneanfall. Heute weiß ich: Hätte ich früher etwas gesagt, hätten meine Eltern früher reagieren können. Doch aus falscher Rücksichtnahme und wegen des Wunsches, „normal zu sein" und nicht aufzufallen, schwieg ich.

Bald erkannten meine Eltern, dass die Migräne ein Art „Druckventil" war. Oft versuchten sie herauszufinden, was mir zu viel gewesen sein könnte. Sie begannen – verständlicherweise –, mich in Watte zu packen und zu schonen.

Nachdem kein Arzt und keine Methode mir nachhaltig helfen konnte, folgte das, was nach so langer vergeblicher Anstrengung unweigerlich folgen muss: Resignation. Und ich wurde als das abgestempelt, was für mich schon damals das Schlimmste war: ein „Sensibelchen", das mit Druck nicht besonders gut zurechtkommt. Meine Familie lernte, damit umzugehen: „Die Ulli hat das halt", hieß es. Und außerhalb der Familie wurde nicht darüber gesprochen.

Nach der Pubertät kamen zu den anderen Beschwerden noch die schrecklichen Kopfschmerzen dazu. Die Anfälle kamen unregelmäßiger und waren nicht mehr so leicht vorhersehbar. In der Zeit vor meiner Matura wurden sie immer häufiger. Und dann – endlich! – kam uns der Zufall zu Hilfe. Mein Vater kam mit einem Neurologen ins Gespräch, und wie das Leben so spielt, kam die Sprache auf mich. Dem Arzt waren die beschriebenen Symptome durchaus vertraut und er riet meinem Vater, bei ihm rasch einen Termin für mich auszumachen. So bekam ich schließlich meine Diagnose: Migräne mit Aura. Was das genau bedeutet, können Sie im **medizinischen Teil** nachlesen.

S. 18

Endlich Klarheit – und zumindest die Chance, die richtigen Medikamente nehmen zu können, welche die Anfälle etwas milderten. Es gab einen Lichtstreifen am Horizont.

„Meine Triptane" – migränespezifische Medikamente – wurden daraufhin meine treuesten Begleiter. Ich scherzte immer: „Mit meinen Triptanen, meinem Pass und meiner Kreditkarte gehört mir die Welt!", aber eigentlich war es nicht lustig, weil diese Aussage die Bedeutung der Tabletten und die Abhängigkeit von ihnen sehr klar aufzeigte.

Nach dem Studium begann ich zu arbeiten, und meine Anfälle häuften sich wieder. Ich arbeitete sechs Tage in der Woche und erreichte sehr schnell eine fordernde Führungsposition. Der Druck und die Hektik im Arbeitsumfeld waren enorm: keine Zeit für die Mittagspause, das erste Essen überhaupt meist erst am Nachmittag schnell zwischendurch und nur wenn ich Glück hatte ohne Störung und ohne Telefonanruf, den ich entgegennehmen musste.

Ich nahm in dieser Zeit viel zu viele Medikamente: Endlich hatte ich etwas, um weiter zu „funktionieren", um keine Schmerzen fühlen zu müssen! Alles war auf einmal so einfach: Tablette rein und weitermachen. Wachte ich mit Schmerzen auf, schaffte ich es gerade noch, zu duschen und mit Mini-Schritten zum Bus zu gehen – Autofahren war in dieser Phase nicht möglich. Ich wusste genau, wie lange es dauert, bis „mein" Medikament wirkt. In der Arbeit würde es wieder gut sein und keiner würde etwas merken. Das war immer meine größte Sorge: zu versagen, schwach zu sein. Heute verstehe ich nicht, warum ich selbst mir nicht mehr wert war. Warum ich nicht besser auf mich geschaut habe. Warum ich das zugelassen habe und nicht öfter nein gesagt habe. Ein Lernprozess ...

Oft haderte ich mit der Migräne: Warum ich? Wie ungerecht, dass gerade ich das hatte! Am schlimmsten empfand ich immer die depressive Verstimmung, die mit der Migräne einhergeht: Alles wirkt anstrengend, aussichtslos, der Mühe nicht wert. Alles, worauf man sich freut, verblasst zu grau in grau.

Den ersten Schritt zur Bewältigung - das weiß ich heute - stellt immer die Akzeptanz dar. Erst wenn man die Situation annimmt, kann man damit beginnen, sie zu verändern.

Leicht gesagt - wie sollte ich etwas akzeptieren, das ich nicht haben wollte, das mir das Leben so schwermachte? Wäre Akzeptanz nicht gleichbedeutend mit totaler Aufgabe und Resignation? Damals hatte ich noch keinen Weg zur Versöhnung dieses scheinbaren Widerspruchs gefunden.

Mein Mann brachte mich oft zu Nachtapotheken, weil die Tabletten wieder mal ausgegangen waren und ich kein Rezept mehr daheim hatte. Ich saß immer wieder einmal weinend beim Hausarzt, weil die Schmerzen so stark waren, dass ich glaubte, sie nicht mehr aushalten zu können. Ich weiß, wie erniedrigend es ist, wenn man schief angeschaut wird und keiner nachvollziehen kann, was in einem vorgeht. Wie dankbar ich für die Infusion war, die ich bekam, und wie schön es war, wenn die Schmerzen endlich nachließen!

Ich wollte alles perfekt machen - einmal „Nein" zu sagen oder „Das geht sich heute nicht mehr aus"? Undenkbar! Einmal krank zu sein oder auszufallen? Niemals! „Krank sein gibt's nicht!", das war mein Motto - von meinen Vorgesetzten natürlich gerne gesehen. Ich hatte einen enorm hohen Anspruch an mich selbst, powerte mich total aus, wollte aber nicht hinhören, wenn sich mein Körper zuerst sehr leise, dann immer lauter meldete. Erst im Urlaub merkte ich, wie erschöpft ich wirklich war. Ich war gerade noch fähig, im Liegestuhl zu liegen und am Abend essen zu gehen, alles andere war viel zu anstrengend.

Ich war mein ganzes Leben lang immer „auf dem Sprung", mit den Gedanken schon beim nächsten Termin oder plante den ganzen nächsten Tag durch. Sehr oft wurde ich als „unruhiger Geist" bezeichnet, der Langeweile, oder – wenn man es positiv formuliert – Muße nur sehr schwer aushält. Auch hier: Erst sehr spät habe ich erkannt, dass ich lernen muss, auf meine Ressourcen zu achten, nicht immer über meine Grenzen zu gehen, etwas auch mal nicht zu erledigen oder liegenzulassen, es auch einmal gut sein zu lassen – um zur Ruhe zu finden.

Mit 33 schließlich begann ich ein berufsbegleitendes Studium zum Master of Science in Mentalcoaching, das mein Leben grundlegend verändern sollte. Ich lernte mich selbst besser kennen und konnte mich schließlich leichter so annehmen, wie ich bin. Ich erlebte eine Gemeinschaft, in der ich Ich selbst sein durfte – in allen meinen Facetten. Ich fand heraus, was für mich ein erfülltes Leben bedeutet und welche Rolle Gesundheit darin spielt. Ich erlernte mentale, emotionale und körperliche Werkzeuge, die sich gut für die Herausforderungen, die ein Leben mit Migräne mit sich bringt, anwenden lassen. Ich setzte mich mit meinen inneren Antreibern auseinander und erkannte, wie wichtig es ist, meinem Körper Ruhepausen einzuräumen, bevor meine Migräne mich dazu zwingt. Ich begann meine Migräne nicht als Feindin anzusehen, sondern als Verbündete. Als jemand, der sich meldete, wenn ich es wieder mal übertrieb. Wenn ich über meine Grenzen ging, wenn ich wieder mal „Ja" sagte, obwohl ich „Nein" meinte. Ich weiß mittlerweile, dass ich sehr geräusch- und lichtempfindlich bin und habe Wege gefunden, im Alltag besser damit umzugehen. Ich eignete mir eine **bessere Körperwahrnehmung** und die Fähigkeit an, die Vorboten der Migräne besser zu verstehen.

ab S. 71

In meinem „neuen Leben" begleite ich Migränepatient*innen und deren Angehörige im Umgang mit der Erkrankung. Der Fokus dabei liegt auf einer selbstbestimmten und fürsorglichen Selbsthilfe. Was kann ich tun, damit die Migräne nicht mehr mein ganzes Leben dominiert? Wie kann ich wieder mehr Lebensfreude spüren?

Ich halte unter anderem auch Vorträge in Selbsthilfegruppen; den gemeinsamen Austausch schätze ich sehr. Ich möchte Mut machen, offener über Migräne zu sprechen - darüber, wie sich ein Leben mit Migräne anfühlt und welche Unterstützung im Alltag hilfreich ist. Darüber hinaus biete ich auch Vorträge in Unternehmen an, um auf die Herausforderungen im beruflichen Umfeld hinzuweisen, die ein Leben mit Migräne mit sich bringt. Gemeinsam mit den Arbeitgebern entwickle ich geeignete Strategien, um betroffene Mitarbeiter* innen zu unterstützen.

**Die Migräne hat für mich ihren Schrecken verloren - ich weiß, was ich präventiv, bei einer beginnenden Attacke und im Akutfall für mich tun kann, und dieses fachliche Wissen, gemeinsam mit meinen persönlichen Erfahrungen, möchte ich Ihnen in diesem Buch mit auf den Weg geben.**

# Medizinische Grundlagen der Migräne

von Univ.-Prof. Dr. Christian Wöber

## Was ist Migräne?

Migräne ist eine häufige, belastende, unterdiagnostizierte, untertherapierte, chronisch rezidivierende[1] Krankheit, die die Lebensqualität der Betroffenen erheblich beeinträchtigen kann. Im jüngsten Bericht der WHO zur globalen Belastung durch Krankheiten (Global Burden of Disease Study) liegt Migräne unter mehr als 300 Krankheiten an zweiter Stelle und bei den unter 50-Jährigen sogar an erster Stelle. Neben der individuellen Belastung hat Migräne erhebliche volkswirtschaftliche Auswirkungen, die für Europa mit jährlich 50 Milliarden Euro berechnet wurden. Eine gezielte Diagnosestellung und wirksame therapeutische Maßnahmen entsprechend den individuellen Bedürfnissen der Patient*innen sind daher unabdingbar.

### Genetik

Migräne tritt familiär oft gehäuft auf. Ein ursächlicher oder jedenfalls begünstigender genetischer Faktor ist daher anzunehmen. Für die seltene familiäre hemiplegische Migräne[2] sind bereits mehrere Gene bekannt. Den häufigen Migräneformen – der Migräne ohne Aura und der Migräne mit Aura[3] – liegen komplexere genetische Mechanismen zugrunde, die noch nicht entschlüsselt sind.

---

1 Chronisch rezidivierend nennt man Erkrankungen, die langandauernd sind und zwischendurch eine Besserung zeigen, aber phasenweise zurückkehren.

2 Diese Form der Migräne geht mit einer halbseitigen Lähmung einher.

3 Unter Aura versteht man vorübergehende neurologische Störungen, die mit Migräne einhergehen können, z. B. Sehstörungen – siehe den Abschnitt „Diagnose und Symptome“.

## Entstehungsmechanismen

Eine Migräneattacke wird über Funktionsänderungen im zentralen Nervensystem ausgelöst, die im Hirnstamm und im Hypothalamus nachgewiesen werden können. Der Migräneaura liegen Funktionsänderungen in der Hirnrinde zugrunde. Weiters ist gesichert, dass es infolge der Aktivierung des sogenannten trigemino-vaskulären Systems zu einer über Nervenimpulse vermittelten Entzündung im Bereich der Duragefäße (der Blutgefäße im Bereich der Hirnhaut) kommt. Die Gefäßerweiterung (Vasodilatation), die früher als zentral erachtet wurde, dürfte hingegen keine wesentliche Rolle spielen.

Migräne zeichnet sich auch durch eine veränderte Reizverarbeitung aus, die sich als Überempfindlichkeit gegenüber Licht, Geräuschen und Gerüchen äußert und nicht nur den Migränekopfschmerz begleitet, sondern auch als Vorbote einer Attacke und in der Phase des Abklingens vorhanden sein kann. Zudem werden Sinnesreize auch zwischen den Attacken oft als unangenehm empfunden oder können eine Attacke auslösen.

## Botenstoffe

Auf Ebene der Botenstoffe kommen dem Serotonin (5HT-1B- und -1D-Rezeptoren) und dem calcitonin gene-related peptide (CGRP) die größte Bedeutung zu. Die Entwicklung der Triptane, die zur Behandlung akuter Migräneattacken eingesetzt werden, beruht auf einem Wirkmechanismus, der in diese Botenstoffe eingreift (Triptane sind sogenannte 5HT-1B/-1D-Agonisten). Dies war ein Quantensprung in der Migränebehandlung. Mit den sogenannten monoklonalen Antikörpern gegen CGRP steht erstmals eine medikamentöse Prophylaxe zur Verfügung, die spezifisch für Migräne entwickelt worden ist.

## Häufigkeit

Migräne betrifft 10–15 % der Erwachsenen und 3–10 % der Kinder, kommt bei Frauen 2,5- bis 3-mal häufiger vor als bei Männern und hat ihren Erkrankungsgipfel zwischen dem 25. und dem 55. Lebensjahr.

# Diagnose und Symptome

Migräne wird auf Basis der Anamnese und einer klinisch-neurologischen Untersuchung diagnostiziert. Eine „routinemäßige" Zusatzdiagnostik ist nicht notwendig.

Migräne ist viel mehr als „nur" Kopfschmerz. Migräneattacken beginnen oft schon vor dem Einsetzen von Kopfschmerzen, und die Betroffenen sind oft auch nach dem Abklingen der Schmerzen noch nicht beschwerdefrei. Als Vorboten einer Migräneattacke können innere Unruhe, erhöhte Reizbarkeit, Müdigkeit, Gähnen, Antriebslosigkeit, Konzentrationsstörungen, depressive Verstimmung, Verspannung der Nackenmuskulatur oder Heißhunger auftreten.

## Migräne mit und ohne Aura

Migräne ohne Aura ist die bei Weitem häufigste Form von Migräne. Meistens (aber keineswegs immer) werden einseitige oder einseitig betonte Schmerzen wahrgenommen. Das Schmerzmaximum liegt oft im Bereich der Stirn und der Schläfe, die Schmerzintensität ist mittelstark bis stark. Besonders hervorzuheben sind der pochende, klopfende bzw. pulsierende Charakter wie auch die Zunahme der Schmerzen im Zusammenhang mit körperlichen Routineaktivitäten. Begleitet werden die Kopfschmerzen stets von weiteren Symptomen wie Übelkeit, Erbrechen, Überempfindlichkeit gegenüber Licht, Lärm und Gerüchen und manchmal auch anderen Beschwerden wie Ruhebedürfnis, Schläfrigkeit, Konzentrationsstörungen, vermehrtem Harndrang, Frösteln, Schwitzen, Augenrötung oder Augentränen. Bei einem Teil der Patient*innen ist die Migräneattacke mit dem Abklingen der Kopfschmerzen allerdings noch nicht beendet, da in der Phase des Abklingens, die meist stundenlang anhält, noch Erschöpfung, Abgeschlagenheit, Müdigkeit oder der Wunsch nach Rückzug bestehen. Die Dauer der Kopfschmerzen variiert zwischen einigen Stunden und drei Tagen. Die Häufigkeit erstreckt sich von einigen wenigen Attacken im Jahr bis zu mehreren Attacken pro Woche.

Etwa 15–20% aller Patient*innen mit Migräne leiden an einer Migräne mit Aura, die dadurch gekennzeichnet ist, dass es – in zeitlichem Zusammenhang mit dem Kopfschmerz – zu vorübergehenden zerebralen Funktionsstörungen kommt. Am häufigsten sind Sehstörungen, weniger häufig eine Empfindung, die sich wie „Ameisenlaufen" anfühlt, Taubheit einer Körperseite oder Sprachschwierigkeiten. Meistens entwickelt sich die Symptomatik innerhalb von 5 bis 20 Minuten, innerhalb von höchstens 60 Minuten kommt es zum spontanen Abklingen. Falls es sich um mehrere Symptome handelt, treten sie üblicherweise nicht gleichzeitig, sondern zeitlich versetzt hintereinander auf.

### Abgrenzung

Migräneattacken lassen sich nicht immer von Spannungskopfschmerzen (leichteren, meist beidseitigen Kopfschmerzen ohne wesentliche Begleiterscheinungen) abgrenzen. Vielmehr gibt es ein Kontinuum von leichten, kaum beeinträchtigenden Kopfschmerzen bis hin zu schweren Migräneattacken.

## Therapie

Bei der Migränebehandlung unterscheidet man grundsätzlich zwischen der Therapie der akuten Attacke und der Prophylaxe, wobei jeweils nicht-medikamentöse und medikamentöse Maßnahmen zur Verfügung stehen.

Unabdingbar ist es, die Patient*innen über ihre Erkrankung und deren Therapie aufzuklären und ausführlich zu beraten. Dazu gehören auch das frühzeitige Erkennen einer drohenden Attacke und das Herausfinden von Vorboten und Auslösern. Die Therapie muss individuell erfolgen und den spezifischen Bedürfnissen der Patient*innen gerecht werden. Nicht zuletzt müssen andere Erkrankungen miteinbezogen werden, um das Zusammenwirken der verschiedenen Maßnahmen und Medikamente nutzen und Gegenanzeigen beachten zu können. Ein Kopfschmerztagebuch zu führen, hilft bei der Erstellung der Diagnose sowie bei der Planung und Überwachung der Therapie.

## Nicht-medikamentöse Maßnahmen

In der Akuttherapie können unterstützende nicht-medikamentöse Maßnahmen wie Reizabschirmung (z. B. Rückzug in ein ruhiges, dunkles Zimmer), Schlaf (sofern möglich), das Aufbringen von Pfefferminzöl an den Schläfen oder kalte Umschläge auf Stirn und/oder Nacken, eventuell auch eine Tasse Kaffee oder Tee nützlich sein.

## Medikamentöse Maßnahmen

Behandlungsziel der medikamentösen Therapie ist eine Rückkehr zur üblichen Aktivität innerhalb von zwei Stunden. Ärztliche Empfehlungen zur Akuttherapie erfordern eine genaue Analyse der bisherigen Erfahrungen der Patientin oder des Patienten. Die Therapie sollte zum optimalen Zeitpunkt erfolgen, üblicherweise sobald man erkennt, dass sich eine Migräneattacke entwickelt. Die Dosis muss ausreichend hoch sein, die Verabreichungsform den individuellen Bedürfnissen entsprechen.

Orale Medikation (Tabletten, Tropfen) wird bevorzugt bei Attacken, die sich langsam entwickeln. Bei Attacken, in deren Rahmen sich rasch heftige Kopfschmerzen entwickeln oder die Patient*innen aus dem Nachtschlaf geweckt werden, kann z. B. die Verwendung eines Nasensprays zweckmäßiger sein. Leichte bis mittelgradige Kopfschmerzattacken werden primär mit schmerzstillenden Mitteln (z. B. Acetylsalicylsäure, Ibuprofen, Paracetamol) behandelt.

Falls damit keine ausreichende Besserung erreicht wird oder die mangelnde Wirksamkeit schon bekannt ist, werden migränespezifische Medikamente, die Triptane, eingesetzt. Triptane sind keine Analgetika (schmerzstillende Mittel), sondern wirken nur bei Migräne. In Österreich sind folgende Triptane in der „grünen Box" und somit bewilligungsfrei erhältlich: Eletriptan, Frovatriptan, Sumatriptan sowie Zolmitriptan. Neben der Verabreichung als Tablette oder Schmelztablette gibt es für schwere Attacken auch einen Nasenspray und eine Injektion, die sich die Betroffenen selbst mittels Pen unter die Haut verabreichen können.

Im ärztlichen Alltag ist es entscheidend, gemeinsam mit den Patient*Innen ein rasch und verlässlich wirkendes und gut verträgliches Akutmedikament zu finden und den individuell besten Einnahmezeitpunkt zu besprechen. Dieses Medikament immer verfügbar zu haben ist zweckmäßig, da Migräneattacken oft unvorhersehbar auftreten. Ein wirksames Medikament lindert die Angst vor der nächsten Attacke. Ebenso wichtig ist es allerdings zu beachten, dass bei Mitteln zur Migräne-Akuttherapie das Risiko Kopfschmerz durch übermäßigen Medikamentengebrauch besteht. Deshalb sollte Akutmedikation an weniger als 10 Tagen pro Monat eingenommen werden.

## Prophylaxe

Triggerfaktoren zu erkennen und richtig mit ihnen umzugehen, steht an erster Stelle der vorbeugenden Maßnahmen und erfordert einen individuellen Zugang. Große Bedeutung haben hormonelle Einflüsse, vor allem die Monatsblutung. Die Strategien, die im Umgang mit Triggerfaktoren zur Verfügung stehen, umfassen die Modifizierung des Lebensstils (ausreichende Flüssigkeitszufuhr, regelmäßige Mahlzeiten, genug Schlaf, Ausdauersport), Entspannungstechniken, die gezielte Vermeidung von Triggern, gegebenenfalls aber auch die bewusste Exposition (d. h. sich den Triggern bewusst auszusetzen). Wird z. B. Licht auch zwischen Migräneattacken immer mehr gemieden, kann dies zur Folge haben, dass selbst gedämmtes Licht nicht mehr toleriert wird. Die Vermeidung bestimmter Nahrungs- und Genussmittel (z. B. Alkohol oder Käse) ist nur sinnvoll, wenn ein unmittelbarer Zusammenhang mit den Migräneattacken nachweisbar ist.

Eine gezielte Prophylaxe ist erforderlich, wenn belastende Migräneattacken an vier oder mehr Tagen pro Monat auftreten. Ziel ist es, die Attackenfrequenz um mindestens 50 % zu reduzieren, aber auch die Schmerzintensität zu lindern und die Einnahme der Akutmedikation zu verringern.

### Nicht-medikamentöse Maßnahmen

Unter den nicht-medikamentösen prophylaktischen Maßnahmen haben Akupunktur, Entspannungstraining, Biofeedback und Verhaltenstherapie die größte Bedeutung. Für Patienten und Patientinnen, die die tägliche Einnahme eines Medikaments im engeren Sinn nicht wünschen, stehen Mutterkraut, Riboflavin (400 mg pro Tag), Coenzym Q 10 (300 mg pro Tag) und Magnesium (600 mg pro Tag) zur Verfügung.

## Medikamentöse Maßnahmen

Die Einnahme der eben erwähnten Präparate, aber auch eine medikamentöse Prophylaxe im engeren Sinn sollten über mindestens sechs Monate fortgeführt werden, sofern keine einschränkenden Nebenwirkungen auftreten. Gemeinsam ist allen etablierten Substanzen, dass die Wirkung erst nach drei bis sechs Wochen eintritt und der allfällige Effekt somit erst nach dieser Zeit abgeschätzt werden kann. Eine genaue Information der Patient*innen über den zu erwartenden Erfolg wie auch über mögliche Nebenwirkungen ist unabdingbar.

Mittel der ersten Wahl für die medikamentöse Prophylaxe sind Betablocker, der Calciumkanalblocker Flunarizin sowie das Antiepileptikum Topiramat. Bei allen Präparaten ist auf eine langsame Dosissteigerung zu achten, um das Nebenwirkungsrisiko zu minimieren. Unter den Prophylaktika der zweiten Wahl ist Amitriptylin hervorzuheben, das sich insbesondere bei zusätzlichem Spannungskopfschmerz bzw. bei Schlafstörungen und Depression bewährt. Bei der Behandlung der chronischen Migräne kommt auch Botulinumtoxin zum Einsatz.

Eine maßgebliche Erweiterung hat die medikamentöse Migräneprophylaxe durch die Einführung von Antikörpern gegen CGRP erfahren, die einmal monatlich als Injektion verabreicht werden.

Migräne ist eine beeinträchtigende Erkrankung, für die ein breites Spektrum an Behandlungsmöglichkeiten zur Verfügung steht. Eine Therapie, die auf die individuellen Bedürfnisse der Patient*innen abgestimmt ist und die Betroffenen aktiv einbindet, verringert die Auswirkungen der Erkrankung und verbessert die Lebensqualität.

# Was Sie unbedingt über Migräne wissen sollten



## Weniger Medikamente für mehr Lebensqualität

Wie Dr. Wöber im vorigen Kapitel ausgeführt hat, kann eine übermäßige Medikamenteneinnahme erst recht zu Kopfschmerzen führen. Daher hat es sich dieser Ratgeber zum Ziel gesetzt, Ihnen Ansätze vorzustellen, wie Sie Ihren Medikamentenkonsum insgesamt einschränken können. Aus diesem Grund werden Sie in weiterer Folge in diesem Buch ausschließlich nicht-medikamentöse Bewältigungsstrategien finden.

Durch die Vielzahl an unterschiedlichen Arten von Kopfschmerz, verschiedene Formen von Migräne oder das Auftreten von Mischformen ist es für einen Laien nicht möglich, ohne ärztliche Unterstützung zu einer korrekten Diagnose zu gelangen. Und erst mit dem Wissen, um welche Art von Kopfschmerz bzw. Migräne es sich handelt, können Sie weitere Schritte zur Bewältigung Ihrer Erkrankung setzen.

## Immer auf Hochtouren

**Sabine, 37,** hat einen tollen Job. Sie hat lange darauf hingearbeitet, diese Position zu erreichen. Viele Überstunden zu machen, Privatleben und Freundschaften des Öfteren hintanstellen zu müssen, ist für sie normal – von nichts kommt schließlich nichts. Doch in letzter Zeit bekommt sie ihre Migräneanfälle immer häufiger – und leider immer in Situationen, in denen sie sie überhaupt nicht gebrauchen kann. Nämlich z. B. dann, wenn sie für wichtige Entscheidungen und Meetings einen klaren Kopf benötigt. Sabine merkt, dass sie immer öfter zu Medikamenten greifen muss, um den langen Arbeitstag zu überstehen. Keiner soll merken, wenn es ihr nicht gut geht – es würde ihr ja doch nur als Schwäche ausgelegt werden.

Vielleicht kommt Ihnen Sabines Geschichte bekannt vor? Funktionieren, bis es dann doch einmal nicht mehr geht. Der innere Antrieb zur Höchstleistung birgt gerade im Berufsleben oft die Gefahr, über die eigenen Grenzen zu gehen. Und das bedeutet dann: Zähne zusammenbeißen, Medikamente schlucken und weitermachen.

Was würden denn die Kolleg*innen sagen, wenn man so spontan im Job ausfällt? Das kann man ihnen doch gar nicht antun, und leisten kann man es sich auch nicht, wenn man beruflich etwas erreichen will.

Bei **Melanie, 27,** schlägt die Migräne immer erst dann zu, wenn die Arbeitswoche vorbei ist. Freitagnachmittags. Sie merkt schon zu Mittag, dass die Kopfschmerzen im Anmarsch sind. Ihre Stimmung wird immer depressiver, sie versucht, sich noch zu konzentrieren und alles fertigzumachen, aber sie kann nicht mehr klar denken und alles ist wahnsinnig anstrengend. Schnell quält sie sich noch damit, alles zu erledigen, bevor die Schmerzen so richtig losgehen. Anstatt am Wochenende etwas mit Freunden unternehmen zu können, liegt sie den ganzen Samstag im Bett und hofft nur, die Schmerzen mögen endlich vorbeigehen.

Am Montag sitzt Melanie kaum erholt am Arbeitsplatz und fragt sich, wie sie die Woche überstehen soll. Inzwischen hat sie gar keine Lust mehr darauf, Pläne fürs Wochenende zu machen – sie wird ja doch wieder alles absagen müssen!

Sie können sich gut in Melanies Situation hineinversetzen? Sobald die Anspannung und der Druck nachlassen und die Erholung nun endlich in Reichweite liegt, meldet sich die Migräne?

Sie kennen vielleicht auch die Überlegungen, sich schon keine Treffen mehr ausmachen zu wollen, weil ohnehin wieder die Migräne dazwischenkommt. Zu groß sind die Angst und die Scham, schon wieder kurzfristig absagen zu müssen und auf fehlendes Verständnis zu stoßen. Die Alternative ist nicht viel reizvoller – nämlich notgedrungen einen Abend voller Medikamente durchhalten zu müssen und zu leiden, weil Sie sich nicht dazu überwinden konnten, schon wieder abzusagen.

**Simone, 57,** leidet schon seit ihrer Jugend unter Migräne. Nur als sie mit ihren beiden Kindern schwanger war, ging es ihr besser. Ihr Neurologe meinte, es könne in den Wechseljahren durch die Hormonumstellung besser werden – ein Hoffnungsschimmer, der sich leider nicht bewahrheitet hat. So richtig unbeschwert war ihr Leben nie. Heute merkt sie in Gesellschaft immer häufiger, wie anstrengend diese Geräuschkulisse und die Gespräche mit anderen Personen für sie geworden sind. Das letzte Mal musste sie von der Hochzeit ihrer Nichte sogar früher nach Hause gehen, weil die Migräne immer heftiger wurde und sie nur mehr froh war, nach Hause in das abgedunkelte, ruhige Schlafzimmer zu kommen.

Simone erlebt sich selbst als sehr empathisch – sie erkennt schnell, ob es jemandem gut geht oder ob sein Verhalten nur aufgesetzt ist. Manchmal würde sie sich wünschen, sich besser abgrenzen zu können oder nicht so sensibel für die Emotionen anderer zu sein.



Wenn es Ihnen wie Simone geht, haben Sie vielleicht schon davon gehört, dass Migräne mit einer Störung der Reizverarbeitung im Gehirn einhergeht. Das heißt, das Gehirn von Migränepatient*innen reagiert besonders aktiv auf Reize, wodurch es ständig unter „Hochspannung" steht und es schwer fällt, abzuschalten. Dass das nicht nur für Ihr Gehirn permanente Höchstleistung bedeutet, sondern auch für Sie selbst wahnsinnig anstrengend ist, liegt auf der Hand.

## Der Teufelskreis Stress – Migräne – Stress

Bei vielen Betroffenen sind Stress und Hektik typische Auslöser für Migräneanfälle. Das wird Sie nun wenig überraschen bzw. nichts Neues für Sie sein. Oft werden Sie schon festgestellt haben, dass sich Ihre Migräne häufiger meldet, wenn Sie besonders viel um die Ohren haben oder wenn es Ihnen insgesamt nicht so gut geht. Vereinfacht gesagt: in Phasen, die schon ohne Schmerzen und Übelkeit herausfordernd oder anstrengend genug sind.

**Doch die Belastungen eines Lebens mit Migräne gehen weit über die Schmerzen eines akuten Anfalls hinaus.**

## Vor dem Gewitter

Haben Sie sich schon einmal damit auseinandergesetzt, wie viel Stress ein Migräneanfall auslöst und dass Sie sich als Betroffene in einem Dauerkreislauf von Stress – Migräne – Stress befinden? Es kann sein, dass Ihnen das gar nicht bewusst ist, weil es Ihnen so „normal" vorkommt. Deshalb ist es umso wichtiger, hier einmal genau hinzuschauen und hinzufühlen. **Denn erst, wenn Sie bemerken, welche Emotionen die Migräne in Ihnen auslöst, wie Sie darauf körperlich und auch emotional reagieren und wie Sie sich in weiterer Folge verhalten, können Sie auch etwas daran ändern.** So können Sie z. B. neue Sichtweisen gewinnen und dadurch andere Wege finden, um mit Ihrer Migräne und dem ganzen belastenden Stress rundherum besser umzugehen.

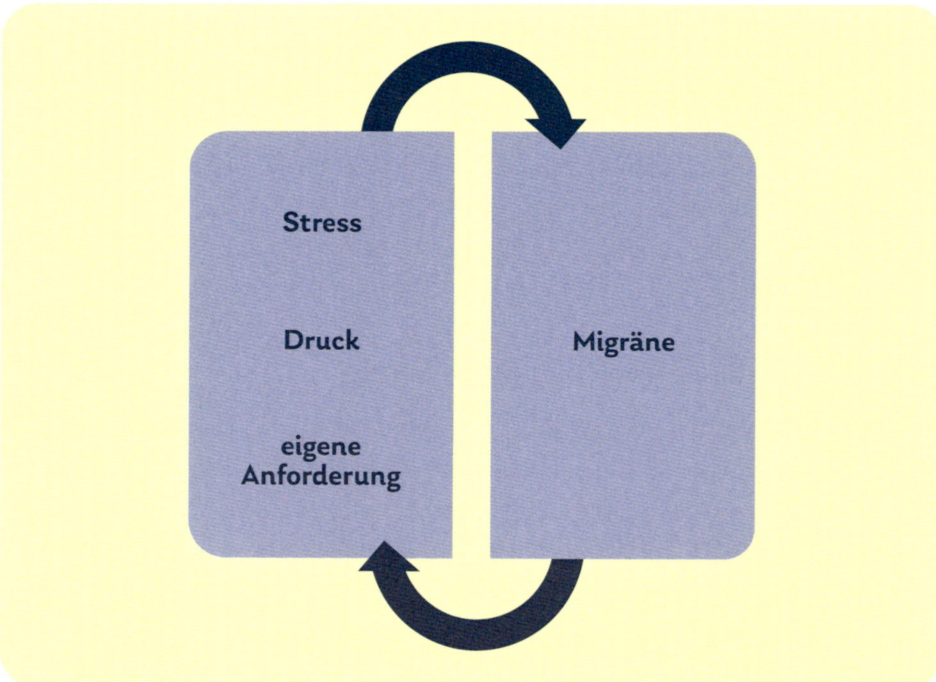


**Abb. 1:** Stress-Migräne-Stress-Kreislauf

### Einmal genau hinspüren I

Denk an deine letzten Migräneanfälle zurück. Versetz dich genau in die Situation, in der du bemerkt hast, dass es bald losgeht.

- Welche Gedanken gehen dir durch den Kopf, wenn du bemerkst, dass sich ein Migräneanfall anbahnen könnte?
- Wie gehst du in dieser Situation mit dir um? Fürsorglich und liebevoll? Oder eher anklagend und wütend? Oder vielleicht auch verzweifelt und hoffnungslos?
- Merkst du körperliche Vorboten wie Verspannungen, Abgeschlagenheit oder anderes? Wie spürst du das? Wie fühlt sich diese Situation physisch an?

Konntest du bemerken, wie viel Stress diese Vorstellungen eines beginnenden Migräneanfalls in dir auslöst? Wie belastend dieses Gedankenkarussell noch zusätzlich wirkt und wie viel Kraft, die du gerade in dieser Situation dringend nötig hättest, es dir raubt? Dass der Fokus oft auf dem Negativen liegt, statt dass du dich in dieser schwierigen Situation selbst fürsorglich unterstützt?



## Nach dem Gewitter

Wenn die Migräneattacke endlich überstanden ist, die Schmerzen oder die Übelkeit nachlassen, dann sollte doch alles wieder gut sein – oder? Wie oft genießen Sie dann das Leben in vollen Zügen? Oder schleicht sich da doch auch der Druck ein, alles aufholen zu müssen, was Sie durch den Anfall nicht geschafft haben? Spüren Sie einmal hin!

### Einmal genau hinspüren II

Denk an deine letzten Migräneanfälle zurück. Versetz dich genau in die Situation, in der es dir wieder besser geht. An den Punkt, an dem du merkst, die Schmerzen lassen nach und der Körper erholt sich.

- Welche Gedanken gehen dir durch den Kopf, wenn es bergauf geht?
- Wie gehst du in dieser Situation mit dir selbst um? Fürsorglich und liebevoll? Oder eher anklagend und wütend? Oder vielleicht auch verzweifelt und hoffnungslos?
- Bemerkst du in der Phase des Abklingens körperliche Nachwirkungen des Migräneanfalls? Wie spürst du das? Wie fühlt sich diese Situation physisch an?

Hast du bemerkt, wie viel Druck und Anspannung hier gleich wieder auftauchen? Wie sehr sich die Gedanken einschleichen, was du nun sofort alles nachzuholen hast? Und wenn wir daran denken, dass Stress ein typischer Migräneauslöser ist, dann können wir deutlich erkennen, dass es keine Hilfe ist, wenn wir uns selbst für unsere vermeintliche „Schwäche" anklagen.

## Selbsthilfe

*Die größte Entscheidung deines Lebens liegt darin,*
*dass du dein Leben ändern kannst,*
*indem du deine Geisteshaltung änderst.*

Albert Schweitzer

Sie selbst können sich aus dem Stress-Migräne-Stress-Kreislauf befreien, indem Sie erkennen, dass die Migräne bisher Ihre Gefühle, Entscheidungen, Ihr Verhalten – vielleicht sogar Ihr ganzes Leben – bestimmt hat. Sie fügen sich nur noch zusätzliches Leid zu, wenn Sie das Gefühl haben, dass Sie keine Macht über Ihr eigenes Leben haben. Ihre Gedanken und somit Ihre Einstellung zu Ihrer Krankheit bestimmen mit, wie stark Sie darunter leiden.

Im Wort „Selbsthilfe" sind die Hauptaussagen in den beiden Wortteilen „Selbst" und „Hilfe" schon klar enthalten. Wenn Sie wissen, was Sie sich selbst Gutes tun können, um besser mit Ihrer Migräne umzugehen, dann sind Sie unabhängig. Unabhängig von Rezepten und von Ärzt*innen, die auch einmal auf Urlaub sein können. Unabhängig davon, wie viele Tabletten noch in der kleinen Packung vorhanden sind und davon, ob das neu verschriebene Präparat wirkt. Sie sind unabhängig, wenn Sie wissen, was Sie vorbeugend, bei einem beginnenden Anfall oder auch im Akutfall – z. B. wenn Sie bereits mit starken Schmerzen aufwachen – für sich tun können. Nur Sie für sich – auf eine selbstfürsorgliche, selbstwertschätzende und selbstbestimmte Art und Weise.



## Erste Schritte zur Selbsthilfe

- **Raus aus der Bequemlichkeit:** Nichts zu tun, sich selbst und die Migräne nur passiv behandeln zu lassen, ist sicher ein einfacher, bequemer Weg. Aber dieser Weg wird nicht zu einem sinnerfüllten und selbstbestimmten Leben führen!
- **Selbstmitleid beenden:** Sie können sich auch einmal selbst leidtun und Mitleid mit sich selbst haben. Das kann für einen Moment sehr guttun, wie eine kleine Belohnungsschokolade zwischendurch. Aber wenn Sie ganz ehrlich zu sich sind: Wollen Sie in diesem Dauerzustand verharren?
- **Gesunde Selbstfürsorge:** „Was werden denn die anderen sagen, wenn ich plötzlich mehr auf mich selbst schaue? Egoistisch will ich auf keinen Fall werden!" Auch diese Gedanken können hinderlich sein, wenn Sie bisher immer für andere da waren. Vielleicht haben Sie dabei die wichtigste Person in Ihrem Leben vergessen – sich selbst! Nur wenn es Ihnen gut geht, können Sie auch für andere da sein. Und das hat nichts mit Egoismus zu tun! Diesen wertschätzenden Umgang mit sich selbst nennt man Selbstfürsorge.
- **Fokus auf sich selbst:** Bleiben Sie einmal ganz bei sich, unabhängig von den Erwartungen anderer, und überlegen Sie in aller Ruhe: Was wollen Sie? Was ist Ihnen wichtig genug, um jetzt sofort anzufangen?

Sie fügen sich nur noch zusätzliches Leid zu, wenn Sie glauben, dass Sie keine Macht über Ihr eigenes Leben haben. Sind Sie bereit, ab sofort die Verantwortung zu übernehmen und in Zukunft Ihre Lebensumstände selbst zu bestimmen?

# Das Superhirn

## Wovor schützt mich meine Migräne?

Wie bereits kurz erwähnt, liegt bei vielen Migränepatient*innen eine Reizüberempfindlichkeit des Gehirns vor. Daher können Sie als Betroffene Lärm wie z. B. ein klingelndes Telefon, die Lautstärke im Kino oder die Dauerberieselung in Einkaufscentern generell schlechter ertragen als ein Mensch ohne Migräne. Auch grelles oder flackerndes Licht oder starke Gerüche in einer Kantine zählen zu jenen äußeren Reizen, die Sie vielleicht als störender empfinden als andere Menschen in Ihrem Umfeld. Daher kann es für Sie anstrengender sein, mit den Kolleg*innen gemeinsam in einer lauten Umgebung Mittag essen zu gehen, als Ihnen bisher möglicherweise bewusst war. Vielleicht würden Sie sehr gerne in Aerobic-Stunden gehen, haben aber das Gefühl, dass Sie als Einzige wahrnehmen, wie wahnsinnig laut die Musik eingestellt ist, und dass es in den Garderoben doch etwas muffelt?

**Vereinfacht und zusammenfassend gesagt: Sie nehmen alle äußeren Eindrücke, Reize und Emotionen deutlicher wahr als andere, die nicht unter Migräne leiden. Sie saugen alles wie ein Schwamm auf. Daher ist Ihr Gehirn einer Dauerbelastung ausgesetzt, denn diese vielen Eindrücke können nicht ausreichend verarbeitet werden.**

Sie werden schon oft bemerkt haben, dass Ihre Gedanken und daher auch Sie infolge dieser Überreizung einfach nicht zur Ruhe kommen.

## Mal wieder als Superwoman unterwegs?

Je mehr Reizen wir ausgesetzt sind und je stärker wir uns selbst antreiben, umso mehr Neurotransmitter produziert unser Gehirn. Diese chemischen Substanzen sind unter anderem dazu da, um Informationen von einem Ort im Gehirn zu einem anderen zu befördern. Besonders erwähnenswert bei diesen Neurotransmittern sind das Stresshormon Noradrenalin und der Botenstoff Serotonin. Die Erhöhung dieser beiden Werte kann zum Gefühl des Aufgedrehtseins und der Euphorie führen. Kennen Sie das Gefühl, ein bis zwei Tage vor einem Migräneanfall „Superwoman" zu sein und nicht mehr zu wissen, wohin mit Ihrer Kreativität, weil Sie so viele tolle Ideen haben? Sie strotzen nur so vor Energie und Übereifer und wissen nicht, welches Projekt Sie als Erstes starten sollen?

Wissenschaftliche Studien haben gezeigt, dass sich das Gehirn von Migränepatient*innen immer mehr auflädt, bis es kurz vor der Migräneattacke einen Hochstand an Erregung erreicht. Durch den Anfall kommt es dann zu einem Zusammenbruch der Anspannung. So gesehen ist ein Migräneanfall offensichtlich ein Schutz für das Gehirn vor Reizüberflutung und Reizstimulation. Ihr Gehirn zwingt Sie mit dem Migräneschmerz zur Erholung, indem es Dunkelheit, Abgeschiedenheit und Ruhe einfordert (Gerber, 2000).



## Hat Migräne auch positive Aspekte?

Zunächst einmal: Ja, es stimmt, Ihr Gehirn funktioniert anders als das Gehirn anderer Menschen. Aber das bedeutet auch, dass es damit einhergehende positive Begleiterscheinungen gibt. Und es ist wichtig, auch auf diese Begleiterscheinungen einzugehen und sie wertzuschätzen.

Als Migränebetroffene verfügen Sie über eine sehr rasche Auffassungsgabe und sind Ihrem Umfeld oft um einige Schritte voraus. Durch Ihre emotionale Sensibilität können Sie meist rascher als andere Menschen soziale Zusammenhänge und Gruppengefüge erkennen.

Wissenschaftliche Studien haben gezeigt, dass Sie im Vergleich zu gesunden Proband*innen ein anderes Problemlösungsverhalten aufweisen und aktiver und gewissenhafter nach Lösungen suchen (Kropp et al., 2012). Damit geht die Verhaltensweise einher, vor schwierigen Herausforderungen nicht zu kapitulieren, sondern zu Höchstleistungen aufzufahren. Frei nach dem Motto: „Jetzt erst recht!"

Durch diese Hartnäckigkeit und Ausdauer sind Sie in der Lage, kreative Lösungen in scheinbar ausweglosen Situationen zu finden.

## Mein Porsche im Kopf

> ***Migräniker leben mit einem Porsche im Kopf, geben immer Vollgas. Doch von Zeit zu Zeit benötigt das Hirn einen Boxenstopp.***
>
> Prof. Dr. Wolf-Dieter Gerber

Es ist erwiesen, dass das Migränegehirn sehr schnell arbeitet. Oft wird es auch als Porsche bezeichnet, der immer auf hoher Drehzahl läuft. Das bedeutet, Ihr Gehirn ist äußerst leistungsstark, dreht sehr schnell auf und gibt immer alles. Auf der anderen Seite ist es allerdings auch wartungsintensiv.

Um bei der Metapher zu bleiben: Es ist nicht das Ziel, Ihren Porsche gegen ein langsameres Auto einzutauschen! Nein – seien Sie stolz darauf, einen so leistungsfähigen Wagen zu besitzen. Lernen Sie aber, ihn richtig zu bedienen. Erkennen Sie, auf welchen Strecken Sie mit diesem Porsche fahren können und wann Sie einen Boxenstopp, eine kurze Entspannung und Wartung zwischendurch benötigen.

# Praxisteil
# Leben mit Migräne

*Kein Wissen, keine Erkenntnis,*
*keine Entscheidung führt zur Veränderung,*
*nur deine Aktion kann verbessern.*

Anthony Robbins



S. 35–131

S. 132–153

S. 154–182

Der Praxisteil dieses Buches ist in drei Abschnitte gegliedert. Im ersten Abschnitt **„Präventive Maßnahmen“** sowie **„Ernährung“** und **„Bewegung bei Migräne“** finden Sie Übungen, Techniken und Strategien, die Sie präventiv und vorbeugend anwenden und in Ihr Leben integrieren können. Der zweite Abschnitt **„Ein Gewitter zieht auf“** ist dem Thema „beginnender Migräneanfall“ und Vorschlägen, wie Sie mit dieser Situation umgehen können, gewidmet. Der dritte Teil **„Die Migräne meldet sich zurück“** soll Ihnen Hilfestellungen und Unterstützung für den Migräne-Akutfall näherbringen – z. B. wenn Sie bereits mit Schmerzen aufwachen. So haben Sie für jede Phase mehrere Werkzeuge, die Sie anwenden können, um sich der Migräne nicht mehr hilflos ausgeliefert zu fühlen. Je mehr Methoden und Strategien Sie nicht nur theoretisch kennen, sondern auch gezielt und fürsorglich anwenden können, desto leichter werden Sie mit Ihrer Migräne umgehen können. Sie werden erkennen, dass Sie sich in jeder Situation selbst unterstützen können – sowohl vorbeugend als auch zur Linderung des Leidensdrucks während eines Anfalls!

Lassen Sie sich ruhig Zeit dabei, wenn Sie die neuen Ansätze ausprobieren, welche in den folgenden Kapiteln vorgestellt werden. Lernen Sie, die Übungen in Ihren Alltag einzubauen, und achten Sie darauf, was Ihnen persönlich besonders guttut. Kombinieren Sie verschiedene Techniken, passen Sie diese für sich individuell und situationsabhängig an. Probieren Sie aus, bleiben Sie neugierig und entscheiden Sie für sich selbst, was Sie in Zukunft auf jeden Fall gezielt einsetzen möchten.

Und das Wichtigste: Seien Sie stolz auf sich, wenn Ihnen kleine Schritte gut gelingen!

# In kleinen Schritten zu mehr Lebensfreude

## Was will mir meine Migräne sagen?

Sie werden möglicherweise schon erkannt haben, dass sich Ihre Migräne häufiger meldet, wenn Sie gerade mal wieder besonders viel um die Ohren hatten. Nach Phasen, die für Sie herausfordernd oder anstrengend waren, nach Zeiten, in denen mal nicht alles so glatt lief, wie Sie es sich gewünscht hätten. Das können aber auch positive Anspannungen sein, solche, die mit großer Vorfreude verbunden sind: eine Geburtstagsfeier, eine Hochzeit oder eine geplante Reise.

**Migräne ist oft ein Zeichen von Überlastung und Überreizung. Der Körper fordert das ein, was ihm vorher zu wenig zugestanden wurde: Ruhe, Rückzug, einmal nichts leisten zu müssen.**

Könnte das auch auf Sie zutreffen?

- Gestehen auch Sie sich erst dann eine Pause ein, wenn alles erledigt ist?
- Müssen Sie alles, womit Sie beginnen, auch zu Ende bringen?
- Würden Sie sich eher als rastlose Person bezeichnen?
- Sind Sie oft ungeduldig, weil alles viel zu lang dauert?
- Kommen immer zuerst alle anderen und für Sie selbst bleibt dann irgendwie keine Zeit mehr?
- Haben Sie eine ewig lange innere To-do-Liste?
- Sind Sie irgendwann einmal wirklich mit sich und Ihrer „Leistung" zufrieden – oder hätte noch immer irgendetwas besser laufen können?
- Sind Sie sehr gewissenhaft und können sich maßlos darüber aufregen, dass andere Menschen Verpflichtungen nicht so ernst nehmen, wie Sie es tun?
- Muss alles, was Sie machen, mit Nutzen verbunden sein, oder können Sie auch etwas machen, nur weil es Spaß macht?

- Macht Ihnen ein Hobby nur dann richtig Freude, wenn Sie gut darin sind?
- Wann haben Sie das letzte Mal einfach einen Tag verbummelt? Darf man so etwas überhaupt?

Zusammenfassend gefragt: Wie perfektionistisch und leistungsorientiert sind Sie wirklich? Und: Kommt der große Druck wirklich von außen – oder sind es doch vielleicht Ihre hohen Erwartungen an sich selbst?

## Die inneren Stressverstärker



Um zu verstehen, was hinter dieser Rastlosigkeit und den hohen Ansprüchen an sich selbst stecken kann, ist es förderlich, Ihre persönlichen stressverstärkenden Denkmuster zu erkennen.

Das Modell der inneren Stressverstärker kommt aus der Transaktionsanalyse. Man versteht darunter elterliche Forderungen, an die soziale, kulturelle und konventionelle Vorstellungen gebunden sind. Diese Forderungen habe für Kinder einen Absolutheitscharakter, der nicht angezweifelt wird – ihre Nichteinhaltung könnte zur Folge haben, dass das Kind nicht mehr geliebt wird. Irgendwann einmal im Leben haben uns diese Gebote als „Überlebensstrategie“ gute Dienste geleistet, doch eigentlich sind sie schon lange nicht mehr nötig – wenn wir das nur wüssten!

Erst im Erwachsenenalter haben wir die Möglichkeit, zu sehen, dass wir die elterlichen Botschaften anzweifeln und bei Bedarf zuwiderhandeln dürfen. Doch zu diesem Zeitpunkt sind diese sogenannten Glaubenssätze schon stark in unserem Unbewussten verankert. Stehen wir daher im Erwachsenenalter vor Herausforderungen, die uns stressen, reagieren wir automatisch mit diesen Mustern. Leider oft unabhängig davon, ob diese Strategien auch heute noch hilfreich sind oder ob sie uns tatsächlich einengen oder belasten. Solange wir uns dieser inneren Stressverstärker nicht bewusst sind, reagieren wir auf Probleme und Herausforderungen immer auf die gleiche Art und sind daher nicht fähig, neue Zugänge zu Lösungsstrategien zu finden.

## Der Stressverstärker-Test

Sind Sie bereit, Ihre inneren Stressverstärker kennenzulernen? Dann machen Sie am besten den folgenden Test. Mithilfe dieses folgenden Tests können Sie die Ausprägung Ihrer einzelnen Stressverstärker herausfinden. Stark ausgeprägte Stressverstärker (30 Punkte oder mehr) können eine Eigendynamik entwickeln, sie kontrollieren immer stärker die innere Einstellung und das Verhalten: Wir treiben uns dann selbst immer stärker an, um zu noch mehr Erfolg und Anerkennung zu kommen. Tatsächlich erreichen wir jedoch eher nur mehr Stress und damit das Gegenteil von dem, was wir uns erhoffen. Beantworten Sie die Aussagen dieses Tests mithilfe einer Bewertungsskala von 1 bis 5.

### Bewertungsskala

Die Aussage trifft auf mich zu:

voll und ganz ................ 5
ziemlich ....................... 4
einigermaßen .............. 3
wenig ........................... 2
überhaupt nicht ............1

Kreuzen Sie bei jeder Formulierung den für Sie passenden Zahlenwert an. Bitte antworten Sie spontan und seien Sie ruhig ehrlich. Es gibt nichts zu gewinnen – außer Erkenntnisse. Und es gibt kein „Richtig" und kein „Falsch".

### Stressverstärker-Test

1. Mich kann nichts so schnell aus der Fassung bringen.
2. Was ich mache, das mache ich ordentlich.
3. „Aufgeben gibt es nicht!", so lautet mein Motto.
4. Ich vermittle gerne und fühle mich dafür verantwortlich, dass alle sich wohlfühlen.
5. Wenn jemand herumtrödelt, werde ich ungeduldig.
6. Ich behalte meine Schwächen lieber für mich.

LEBENSFREUDE

7. Nichtstun liegt mir nicht.
8. „Es ist schwer, mich so genau festzulegen" ist ein Satz, den ich häufig verwende.
9. Es ist für mich wichtig, von anderen akzeptiert zu werden.
10. Ich habe das Gefühl, ich sollte beim Erledigen meiner Aufgaben noch besser werden.
11. Was ich begonnen habe, führe ich auch zu Ende.
12. Im Umgang mit anderen lege ich Wert auf eine gewisse gesunde Distanz.
13. Meine Wünsche lasse ich schnell Realität werden.
14. Es fällt mir schwer, zu delegieren oder Dinge abzugeben.
15. Ich vernachlässige meine eigenen Wünsche und Bedürfnisse oft zugunsten der Bedürfnisse von anderen.
16. Ich liefere meine Arbeit erst ab, wenn ich sie mehrere Male überarbeitet und kontrolliert habe.
17. Ich habe oft das Gefühl, vor Ungeduld platzen zu müssen.
18. Von nichts kommt nichts, Erfolg muss man sich erarbeiten.
19. Ich rede oft mehr, als nötig ist.
20. Ich habe eine harte Schale, aber einen weichen Kern.
21. Ich sage oft: „Hopp, hopp! Das muss flotter gehen!"
22. Zu meinen bevorzugten Wörtern gehören unter anderem: „genau", „exakt", „logisch, „klar" etc.
23. Ich bin die geborene Diplomatin, Harmonie ist mir wichtig.
24. Gefühle zu zeigen äußern, fällt mir schwer.
25. Ich bin ständig beschäftigt und habe das Gefühl nie genug Zeit zu haben.
26. Ich verwende gerne den Konjunktiv (könnte, sollte, würde), weil mir eine direkte Sprache zu hart erscheint.
27. Meine Probleme sind meine Probleme und gehen die anderen nichts an.
28. Leute, die nicht korrekt und genau arbeiten, strapazieren meine Nerven.

29. Ich verstehe nicht, wie manche Leute so unbekümmert in den Tag hineinleben können.
30. Ich unterbreche andere oft, wenn sie zu lange herumreden.
31. Wenn ich eine Meinung äußere, dann begründe ich sie auch.
32. Lob von anderen ist mir wichtig.
33. Aufgaben erledige ich immer ziemlich zügig, dann kann ich sie geistig abhaken.
34. Ich habe wenig Verständnis für dumme Fehler.
35. Ich will immer wissen, was andere von mir erwarten, damit ich mich danach richten kann.
36. Ich glaube, dass vieles nicht so einfach ist, wie man glauben könnte.
37. Beim Erläutern von Sachverhalten verwende ich gerne eine Aufzählung: erstens ..., zweitens ..., drittens ...
38. Kritik zu äußern fällt mir schwer.
39. Meine Probleme kann ich selbst lösen.
40. Ich kann mehrere Sachen gleichzeitig machen, und das tue ich auch.
41. Um meine Ziele zu erreichen, strenge ich mich an.
42. Ich mag es, wenn meine Fragen schnell und ohne großes Herumgerede beantwortet werden.
43. Obwohl ich mich sehr anstrenge, gelingt mir manches einfach nicht.
44. Ich versuche stets, die Erwartungen anderer zu übertreffen.
45. Ich habe anderen gegenüber oft einen harten Panzer, damit sie mich nicht verletzen können.
46. In Gesprächen nicke ich häufig.
47. Man sagt mir oft, dass ich ernst dreinschaue.
48. Ich sage oft: „Das verstehe ich nicht.“
49. Ich neige zu Nervosität.
50. „Reiß dich zusammen!“, so lautet meine Devise.

Zur Auswertung des Fragebogens übertragen Sie bitte Ihre Bewertungen für die entsprechenden Fragen auf den Auswertungsbogen unten. Zählen Sie die Bewertungszahlen anschließend pro Block zusammen.

### Sei perfekt! 100% sind noch immer nicht genug

Fragen: 2 ___ 10 ___ 14 ___ 16 ___ 22 ___ 28 ___ 31 ___ 37 ___ 44 ___ 47 ___

### Beeil dich! Multitasking-Queen im Eiltempo

Fragen: 5 ___ 13 ___ 17 ___ 21 ___ 25 ___ 30 ___ 33 ___ 40 ___ 42 ___ 49 ___

### Streng dich an! Funktionieren um jeden Preis

Fragen: 3 ___ 7 ___ 8 ___ 11 ___ 18 ___ 29 ___ 36 ___ 41 ___ 43 ___ 48 ___

### Mach es allen recht! Ich will Everybody's Darling sein

Fragen: 4 ___ 9 ___ 15 ___ 19 ___ 23 ___ 26 ___ 32 ___ 35 ___ 38 ___ 46 ___

### Sei stark! Ich muss alles unter Kontrolle haben

Fragen: 1 ___ 6 ___ 12 ___ 20 ___ 24 ___ 27 ___ 34 ___ 39 ___ 45 ___ 50 ___

### Auswertung pro Block

Bis 30 Punkte: Gratulation! Alles im grünen Bereich.

Ab 30 Punkte: Hier schaltet die Ampel bereits auf Gelb. Achten Sie darauf, wie sich dieser Stressverstärker in Ihrem Leben auswirkt.

Ab 40 Punkte: Die Ampel zeigt Rot! Hier wäre es gut, konkrete Schritte zu setzen. Strategien, wie Sie besser mit Ihren persönlichen stressverstärkenden Denkmustern umgehen, finden Sie auf den nächsten Seiten.

## Neuausrichtung der inneren Glaubenssätze

Zu jedem der folgenden Denkmuster (=Stressverstärker) gibt es ein Gegenstück, ein erlaubendes Denkmuster. Dieses hebt die ursprüngliche Version quasi auf, denn es rückt die Dinge in eine andere Perspektive.

Zudem ist es wichtig, nicht außer Acht zu lassen, dass jeder Stressverstärker auch eine positive Seite hat. Wir alle haben jeden davon in einer gewissen Ausprägung in uns, und das ist auch gut so. Solange diese Stressverstärker nicht überhandnehmen, haben sie durchaus ihre Berechtigung. Die positiven Aspekte, die diese Glaubenssätze mit sich bringen und sich in Ihren Verhaltensweisen widerspiegeln, finden Sie hier als innere Ressourcen angeführt.

### Sei perfekt! 100% sind noch immer nicht genug

**Stressverstärkendes Denkmuster:** „Was ich mache, reicht niemals aus – ich muss noch besser werden."

**Erlaubendes Denkmuster:** „Ich darf mir Fehler erlauben und aus ihnen lernen. Auch 90% sind noch ausgezeichnet!"

**Innere Ressourcen:** Genauigkeit, Präzision, Korrektheit

**Positiver Aspekt:** „Ich bemühe mich, immer alles gut zu machen. Ich bin gewissenhaft."

### Beeil dich! Multitasking-Queen im Eiltempo

**Stressverstärkendes Denkmuster:** „Ich muss schnell sein, sonst werde ich nicht fertig."

**Erlaubendes Denkmuster:** „Ich darf auch Pausen machen. Ich darf Dinge bewusst und in aller Ruhe erledigen."

**Innere Ressourcen:** Leistungsfähigkeit, Effizienz, Zielbewusstsein

**Positiver Aspekt:** „Ich kann bei Bedarf schnell sein – also wenn Not am Mann oder Gefahr im Verzug ist."

### Streng dich an! Funktionieren um jeden Preis

**Stressverstärkendes Denkmuster:** „Das Leben ist anstrengend", „Nur die Harten kommen durch", „Ohne Fleiß kein Preis".

**Erlaubendes Denkmuster:** „Ich darf es mir auch einmal einfach machen. Manches darf leicht gehen."

**Innere Ressourcen:** Leistungsbereitschaft, Durchhaltevermögen, Ausdauer

**Positiver Aspekt:** „Wenn ich etwas wirklich will, dann kann ich hart dafür arbeiten. Und wenn es wirklich einmal hart auf hart geht, dann halte ich das aus."

### Mach es allen recht! Ich will Everybody's Darling sein

**Stressverstärkendes Denkmuster:** „Ich bin nur dann etwas wert, wenn ich es allen recht mache. Wenn ich nein sage, ernte ich Ablehnung."

**Erlaubendes Denkmuster:** „Ich darf meine eigenen Bedürfnisse und Standpunkte ernstnehmen. Ich bin auch dann okay, wenn jemand mit mir unzufrieden ist."

**Innere Ressourcen:** Sensibilität, Mitgefühl, Freundlichkeit

**Positiver Aspekt:** „Ich habe ein freundliches Wesen und es ist mir nicht völlig egal, was andere von mir denken!"

### Sei stark! Ich muss alles unter Kontrolle haben

**Stressverstärkendes Denkmuster:** „Niemand darf merken, dass ich schwach, überfordert oder angreifbar bin. Gefühle zeigt man nicht, denn sie sind ein Zeichen von Schwäche", „Der Starke ist am mächtigsten allein".

**Erlaubendes Denkmuster:** „Ich darf Hilfe annehmen und um Hilfe bitten. Gefühle zu zeigen, ist ein Zeichen von Stärke."

**Innere Ressourcen:** Standfestigkeit, Unabhängigkeit, Einfluss

**Positiver Aspekt:** „Ich stehe auf eigenen Füßen und komme allein zurecht, wenn es sein muss."

Nun kennen Sie Ihre persönlichen Stressverstärker. Im nächsten Schritt erfahren Sie, wie Sie mit ihnen umgehen – im Guten wie im Schlechten. Finden Sie in der nächsten Übung heraus, wofür Sie Ihre Verstärker brauchen und wo sie Ihnen eher schaden.

### Im Guten wie im Schlechten – deine Stressverstärker

**Geh nun auf deine/deinen stärksten Stressverstärker ein:**

Was sind die positiven Seiten dieses Stressverstärkers für dich? Wobei unterstützt er dich persönlich?

..................................................................................................................

..................................................................................................................

Was sind die negativen Seiten dieses Stressverstärkers für dich? Wobei ist er dir hinderlich?

..................................................................................................................

..................................................................................................................

Inwieweit hat dieser Stressverstärker Auswirkungen auf deine Migräne? In welchen Situationen – bezogen auf deine Migräne – verspürst du ihn am stärksten?

..................................................................................................................

..................................................................................................................

Was wäre das extreme Gegenteil dieses Stressverstärkers?

..............................................................................................................

..............................................................................................................

Was wäre, wenn du auf Herausforderungen nur mehr mit diesem extremen Gegenteil reagieren würdest?

..............................................................................................................

..............................................................................................................

Wie würde sich für dich eine gute Balance, eine ausgeglichene Mischung dieser Extreme darstellen? Was wäre in Zukunft unterstützend für dich?

..............................................................................................................

..............................................................................................................



**Es kann am Anfang durchaus sein, dass Sie erst mitten im Stress erkennen: Ah, da ist mein Stressverstärker schon wieder! Dieses Erkennen ist aber schon der erste Schritt, um ihm nicht hilflos ausgeliefert zu sein.** Wenn es so weit kommt, dann ist eine Gratulation angebracht: denn dann haben Sie es schon geschafft, Ihre Wahrnehmung zu schärfen. Sie haben durch diese Sensibilisierung die Möglichkeit, einen anderen Lösungsweg für sich zu finden.

Bis Sie für sich diese Balance aus der letzten Übung gefunden haben, kann es für Sie förderlich sein, sich mit diesen positiven, stärkenden Gedanken zu unterstützen. Auf den nächsten Seiten finden Sie solche förderlichen und unterstützenden Gedanken, die Ihre inneren Antreiber entschärfen.

### Sei perfekt! 100 % sind noch immer nicht genug

- Aus Fehlern kann ich nur lernen.
- Oft ist „gut" auch schon gut genug.
- Weniger ist manchmal mehr.
- Ab und zu kann man mal fünfe gerade sein lassen.
- Manchmal sind 90 % vollkommen ausreichend.
- Ich gebe mein Bestes, und das ist genug.

### Beeil dich! Multitasking-Queen im Eiltempo

- Meine Zeit gehört mir.
- Nicht alles muss sofort erledigt werden.
- Ich darf mir die Zeit nehmen, die ich brauche.
- Ich darf Pausen machen.
- Ich darf Momente bewusst erleben.
- Ich darf meinen eigenen Rhythmus und meine Tagesform berücksichtigen.

### Streng dich an! Funktionieren um jeden Preis

- Ich darf mich über Erreichtes freuen und ausruhen.
- Ich darf es mir auch einmal einfach machen.
- Ich darf mir helfen lassen.
- Ich darf, was ich mache, gelassen, lustvoll und locker tun und vollenden.
- Auch was leicht geht und Freude macht, ist wertvoll.
- Meine Kraft gehört mir.

### Mach es allen recht! Ich will Everybody's Darling sein

- Ich darf es auch mir selbst recht machen.
- Ich bin auch dann okay, wenn jemand mich kritisiert.

- Ich darf ohne schlechtes Gewissen nein sagen.
- Ich darf meine eigenen Bedürfnisse und Standpunkte ernstnehmen.
- Nicht alle anderen müssen mich mögen.
- Ich darf kritisieren/meine Meinung sagen.

### Sei stark! Ich muss alles unter Kontrolle haben

- Ich darf Hilfe annehmen und um Hilfe bitten.
- Ich erlaube mir, loszulassen.
- Ich muss nicht alles selbst oder allein machen.
- Ich darf vertrauen.
- Ich darf anderen meine Wünsche mitteilen.
- Gefühle zu zeigen, ist erlaubt und ein Zeichen von Stärke.



Diese Übersicht soll Ihnen als Anleitung dienen. Da es durchaus sein kann, dass bei Ihnen mehr als nur ein Stressverstärker stark ausgeprägt ist, empfiehlt es sich, eine individuell genau für Sie passende neue Einstellung zu finden.

### Förderliche Gedanken nur für dich

Wie lautet deine persönliche gedankliche Unterstützung, um in Zukunft besser mit deinen Stressverstärkern umzugehen?

......................................................................................................

......................................................................................................

......................................................................................................

Welche Auswirkung könnte diese neue Einstellung auf deine Migräne haben?

..........................................................................................................................................

..........................................................................................................................................

# Akzeptanz

*Wir können eine Sache nicht verändern, wenn wir sie nicht akzeptieren.*

Carl Gustav Jung



## Der Umgang mit meiner Migräne

S. 16–22

Über die Ursache von Migräne können Sie im **medizinischen Teil** nachlesen. Die Tatsache, dass Sie eine neurologische Krankheit haben, die aus medizinischer Sicht als unheilbar eingestuft wird, können Sie im Moment nicht ändern. Um weiter in der Porsche-Metapher von vorhin zu bleiben: Es ist wichtig, zu verstehen, dass der Porsche in Ihrem Gehirn da ist und auch da bleibt! Sie sollten akzeptieren, dass ein Migränegehirn besonders aktiv auf Reize reagiert. Dass Sie höchstwahrscheinlich sensibler auf Licht, Lärm oder Gerüche ansprechen als Ihre Mitmenschen, haben Sie nicht selbst in der Hand. Vielleicht sind Sie wetterfühliger, z. B. windempfindlicher als Ihre Mitmenschen. Auch das können Sie nicht wirklich beeinflussen. Möglicherweise haben Sie auch bemerkt, dass Sie sehr empathisch sind und die Emotionen anderer intensiv wahrnehmen können – auch das kann manchmal zu viel des Guten und anstrengend sein.

Was Sie jedoch sehr wohl beeinflussen können, sind Ihre Einstellung und Ihr Umgang mit der Ursache der Migräne sowie die Stärkung Ihrer eigenen inneren Ressourcen. Je mehr Sie über Ursache und Begleiterscheinungen Ihrer Migräne wissen und je besser Sie sich selbst kennen, umso leichter fällt es Ihnen, damit umzugehen. Sie werden lernen, individuelle Wege und Lösungen zu finden, die für Sie passen.

Je mehr Bewältigungsstrategien Sie kennen und je besser Sie auf sich selbst achten, umso mehr Gelassenheit wird sich einstellen. Diese Gelassenheit steigt im gleichen Maß, wie sich das Vertrauen entwickelt, auch mit diesen unabänderlichen Begleiterscheinungen der Migräne umgehen zu können.



### Akzeptieren, was nicht zu ändern ist

Welche Dinge kannst du in Bezug auf deine Migräne **nicht** ändern?
(z. B. Windempfindlichkeit, Lärmempfindlichkeit, die Tatsache, dass es schnell anstrengend wird, in Gesellschaft sein …)

..............................................................................................................

Welche Strategien hast du bisher schon entwickelt, um damit umzugehen?

..............................................................................................................

Bitte seien Sie hier wirklich ehrlich mit sich selbst. Was können Sie wirklich nicht beeinflussen? Wir haben oft viel mehr in der eigenen Hand, als wir glauben! Diese Selbsterkenntnis wird Sie dabei unterstützen, besser mit Ihrer Migräne umgehen zu lernen.

## Verdrängung und Verleugnung

**Hilde, 52,** leidet seit ihrer Jugend an starker Migräne. Doch unterkriegen lässt sie sich davon nicht. Das wäre doch gelacht! Bei Hilde wird nicht gejammert. Sich wegen Kopfschmerzen ins Bett zurückzuziehen oder etwas nicht zu erledigen – das kommt gar nicht infrage. Sie lässt sich ihr Leben doch nicht von der Migräne zerstören! Die Nachbarin sagt ihr immer, wie sehr sie sie bewundert, wie stark sie ist – das freut Hilde sehr. Auch wenn die Kopfschmerzen so schlimm sind, dass sie kaum aufrecht stehen kann, zieht sie ihre Laufschuhe an und läuft los. Langsamer zwar als sonst, aber irgendetwas muss sie ja machen!

Das Laufen empfindet Hilde als wahnsinnig anstrengend, jeder Schritt sticht in ihrem Kopf – aber aufgeben? Nicht mit ihr! Ihr Mann, der schon in Pension ist, begleitet sie meistens. Eigentlich möchte sie lieber allein laufen, damit er nicht sieht, wie sehr sie sich quält, aber das lässt er nicht zu. Er macht sich immer große Sorgen um sie und sagt, sie solle doch mal „runter vom Gas", er könne ihr doch etwas abnehmen, es würde ihr sicher guttun, sich hinzulegen.

Manchmal empfindet Hilde ihr Leben als Qual. Immer muss sie stark sein, immer ist so viel zu tun ... aber so ist das Leben nun mal, oder?



Kommt Ihnen Hildes Strategie, mit der Migräne umzugehen, bekannt vor? Sie nennt sich Verdrängung, Verleugnung oder „nicht wahrhaben wollen". Vielleicht gehen Sie nicht laufen wie Hilde, weil körperliche Betätigung ja auch die Schmerzen verschlimmert, aber dafür putzen Sie daheim trotz Kopfschmerzen oder machen unter größter Anstrengung irgendetwas im Garten? Sie kennen Gedanken wie „Wenn ich schon nicht arbeiten gehen kann, dann mache ich zumindest noch den Haushalt daheim"?

Die Einstellung, zumindest irgendetwas leisten zu müssen, hat nichts mit selbstfürsorglicher Ablenkung zu tun! Im Gegenteil – Sie treiben sich mit diesem Pflichtbewusstsein noch zusätzlich an, trotz Ihrer Schmerzen immer weiter zu funktionieren. Es ist daher eher eine Bestrafung für Ihr „Versagen".

## Positive Ablenkung

Positive Ablenkung an sich ist sehr wohl eine Bewältigungsstrategie, die uns bei belastenden Situationen zur Verfügung steht. Dieser Richtungswechsel kann unsere negative Stimmung und unsere belastenden, selbstanklagenden Gedanken auf eine für uns unterstützende Weise umlenken.

Als geplante, positive Ablenkung und als Ausgleich für Ihre Belastung können Sie im Grunde alles machen, was Ihnen guttut. Alles ohne Druck und Zwang und effizienten Zusatzeffekt. Das könnte ein aufmunterndes und unterstützendes Telefonat mit einer Freundin sein, das Ansehen Ihrer Lieblingsserie oder auch eine Fantasiereise. Wie Sie gezielte Fantasiereisen durchführen, können Sie im Kapitel **„Ein Gewitter zieht auf"** nachlesen.

ab S. 132

Natürlich können Sie auch im Garten frische Luft schnappen, aber bitte nicht gleich den ganzen Garten neu gestalten als Kompensation dafür, dass Sie etwas anderes nicht erledigen können! Und natürlich können Sie an der frischen Luft auch langsam – idealerweise in Begleitung – spazieren gehen, damit Ihre Übelkeit nachlässt, aber achtsam und nicht als zusätzliches To-do, damit Sie das tägliche Sportprogramm auch gleich absolviert haben!



## Die Migräne akzeptieren

Und damit sind wir schon mittendrin im Thema! – Akzeptieren? Wie soll man etwas akzeptieren, das man nicht haben möchte?

Bei Schwierigkeiten ist unser Gedanke im ersten Moment meist: „Ich will das nicht, es soll aufhören!" Diese Reaktion ist vollkommen normal. Wir brauchen einige Zeit, um zu lernen, mit einer Belastung umzugehen oder uns mit einer neuen Situation auseinanderzusetzen. Wenn es Ihnen aber nicht dauerhaft gelingt, Ihre Migräne zu akzeptieren, werden sich Ihre Gedanken irgendwann nur mehr darum drehen, wie schlecht es Ihnen geht, wie schwer Ihr Schicksal ist und welche Bürde die Krankheit für Sie darstellt. Diese Einstellung ist zu Beginn vollkommen verständlich, aber auf Dauer verbraucht sie zu viel Energie, die Ihnen fehlt, um Handlungen zu setzen. Daher macht mangelnde Akzeptanz Sie auf die Dauer unfähig, weitere Schritte zu setzen. Sie führt zu Resignation und Verbitterung und verhindert jegliche Besserung Ihrer persönlichen Lage.

**Die unabänderliche Situation „Ja, ich habe die Diagnose Migräne erhalten!" anzunehmen und das Beste daraus zu machen, d. h. die besten Bewältigungsstrategien für Ihre spezielle Situation zu finden – das bedeutet Akzeptanz.**

Und dieses Sich-Einlassen auf den jetzigen Zustand, das Annehmen der Situation, ist die wichtigste Voraussetzung für Resilienz, also für die Fähigkeit, Krisen, herausfordernde Ereignisse oder Lebensabschnitte zu meistern. Denn ein Leben mit Migräne ist anstrengend und wird Sie immer wieder vor neue - oder altbekannte - Herausforderungen stellen.

Akzeptanz hat nichts mit Ertragen zu tun. Etwas zu ertragen bedeutet, hilflos und damit in der Opferrolle gefangen zu sein. Denn dann ist die Resignation, d. h. das wirkliche Aufgeben, verbunden mit dem Gedanken „Bei mir hilft ja doch nichts!", nicht mehr weit. Das Thema „Raus aus der Opferhaltung" und wie lähmend diese Opferhaltung sich auf Sie und Ihre Situation auswirken kann, haben wir schon im letzten Kapital behandelt.

## Kein Schönreden!

Genauso wenig bedeutet Akzeptanz, dass Sie sich alles schönreden und beginnen, Ihre Migräne zu leugnen. Denn die Haltung der Akzeptanz beinhaltet einen sehr realistischen Blick auf Ihre persönliche Situation. Und erfordert die Fähigkeit, zwischen dem, was sich wirklich nicht ändern lässt (Ihrer Diagnose), und dem, was geändert werden kann (Ihre Einstellung zur Migräne), zu unterscheiden.

Was wäre, wenn Sie heute erkennen würden, dass Sie gut sind - so, wie sie sind? Dass die Migräne ein Teil von Ihnen ist, aber nicht Ihr ganzes Leben ausmacht? Dass Sie trotz oder gerade wegen der Migräne ein wertvoller Mensch sind? Dass Sie sich selbst liebevoll annehmen dürfen - so, wie Sie sind? Dass Sie auch gut sind, wenn Sie einmal früher von der Arbeit nach Hause gehen müssen oder einfach nicht mehr können und sich in Ihr abgedunkeltes Schlafzimmer zurückziehen?

Ich stelle Ihnen noch einmal die Frage: Was wäre, wenn Sie heute erkennen würden, dass Sie gut sind - so, wie Sie sind? Mit allem, was dazugehört? Auch in Situationen, in denen Sie sich gar nicht mögen, weil Sie sich selbst schwach, verletzlich oder der Migräne ausgeliefert fühlen? In Situationen, in denen Sie sich selbst anklagen oder sich die Schuld zuweisen? Dann, wenn Sie sich nicht gut genug fühlen, wenn Sie von sich enttäuscht sind? In Momenten, in denen keiner Sie sehen soll? Mit dem Teil von Ihnen, den Sie so gerne verstecken, verdrängen und bekämpfen würden? Auch dieser Teil gehört zu Ihnen!

**Welche Emotionen oder Gedanken tauchen bei diesen Zeilen auf?**

### Ein Brief an dich selbst

- Nimm ein Blatt Papier und einen Stift und schreib einen Brief an dich selbst. An deinen Verstand, deinen Körper und deine Seele.
- Was lösen diese Überlegungen, dass du gut sein darfst - so, wie du bist -, in dir aus? Widerstand? Wut? Traurigkeit? Schreib auf, warum es dir so schwerfällt, dich in deiner Gesamtheit zu akzeptieren. Vielleicht fallen dir auch Situationen von früher ein, vielleicht sogar aus deiner Kindheit.
- Du könntest deinem Verstand danken, dass er immer so schnell und effizient arbeitet, ihn aber bitten, auch mal deinem Bauchgefühl oder deiner Intuition etwas Platz zu lassen. Du kannst ihm auch sagen, dass du wütend auf ihn bist, wenn er einfach nicht zu rattern aufhört und du manchmal ein bisschen Ruhe brauchen würdest.
- Vielleicht möchtest du auch deinem Körper danken, dass er dir deine Belastbarkeitsgrenzen deutlich zeigt, wobei du aber leider vergessen hast, darauf zu hören? Vielleicht möchtest du dir vornehmen, besser mit deinem Körper zusammenzuarbeiten?
- Egal, ob du wütend wirst oder traurig - nimm diese Emotionen einfach einmal an. All diese Gefühle sind berechtigt und es ist gut, ihnen Raum zu geben.

**Erst wenn Sie aufhören können, dagegen anzukämpfen, und den inneren Widerstand gegen eine Situation, die Sie im Moment nicht ändern können, loslassen, finden Sie wieder zur Gelassenheit zurück.** Die Gelassenheit ermöglicht es Ihnen auch, sich weniger darum zu kümmern, was wohl die anderen über Sie denken. Denn hier darf es einmal nur um Sie gehen und darum, was Sie über sich denken. Durch die Versöhnung mit sich selbst ist eine liebevolle Annahme Ihrer eigenen Person möglich. Sie sehen wieder klarer und und erlangen die Stärke, um langfristig Veränderungen herbeiführen zu können.

## Freiheit trotz Migräne – raus aus der Opferrolle

***Der Weg zum Ziel entsteht an dem Tag, an dem du die volle Verantwortung für dein Tun übernimmst.***

Dante Alighieri



Nach dem humanistischen Weltbild ist der Mensch frei in seinen Entscheidungs- und Entwicklungsmöglichkeiten. Das bedeutet, dass Sie Ihre Fähigkeiten und Ihre inneren Ressourcen aktivieren und entfalten können. Welche Eigenschaften Sie persönlich benötigen, um besser mit Ihrer Migräne umzugehen, können Sie in diesem Kapitel herausfinden.

Sie können aktiv auf Ihre Wahrnehmungen, Ihre Denk- und Verhaltensweisen Einfluss nehmen. Auf diese Weise sind Sie auch nicht das Produkt Ihrer Umwelt – und damit belastenden Einflüssen nicht mehr hilflos ausgeliefert. **Sie können immer etwas für sich tun!** Das ist großartig, das bedeutet Freiheit! Denn das bedeutet, Sie können Ihr Leben nach Ihren Vorstellungen gestalten! Und das trotz Migräne!

Mit dieser Freiheit der Möglichkeiten geht eines einher: dass Sie in die Selbstverantwortung gehen, also Verantwortung für jede Entscheidung, die Sie treffen, und auch für jede nicht getroffene Entscheidung übernehmen. Sie selbst haben die volle Verantwortung dafür, wie die Migräne Ihre Wahrnehmung („Ich schaffe wirklich gar nichts mehr!"), Ihre Denkweise („Mit meiner Migräne kann ich wirklich froh sein, dass mein Partner noch bei mir bleibt!") und auch Ihre Verhaltensweisen („Mit meiner Migräne traue ich mich ja gar nicht mehr, auf Urlaub zu fahren!") beeinflusst. Oder anders ausgedrückt: Es liegt an Ihnen, ob Sie es zulassen, dass die Migräne Ihre Empfindungen, Ihr Denken und Ihr Handeln so stark beeinflusst. Wer, wenn nicht Sie, hat das in der Hand?

Ja, das mag beim ersten Durchlesen hart klingen – aber die Zeiten von „Ich kann nicht, weil meine Migräne ..." wollen Sie doch schon lang hinter sich lassen, oder?

Die humanistische Sichtweise sagt, dass Sie sich nicht auf die Umstände ausreden, sondern nur auf sich selbst berufen können, um Ihr eigenes Denken und Handeln zu legitimieren. Sie haben die Wahl! Sie treffen die Entscheidung!

Und darum geht es bei der Selbsthilfe: Verantwortung für sich selbst zu übernehmen!

Da dieses Gefühl der Freiheit, der vielen Wahlmöglichkeiten, im ersten Moment etwas furchteinflößend wirken kann, ist es wichtig, den vielen möglichen Varianten eine Richtung zu geben. Das können Sie, indem Sie sich überlegen, was sich für Sie ändern soll. Was möchten Sie überhaupt bewirken?

## Funktionieren Sie noch oder leben Sie schon?

***Leben, das ist das Allerseltenste auf der Welt – die meisten Menschen existieren nur.***

Oscar Wilde

Dieser Ratgeber soll Sie auf dem Weg zu mehr Lebensqualität begleiten. Aber was bedeutet überhaupt „Lebensqualität"? Generell bedeutet es, dass Sie mit sich und Ihrem Leben zufrieden, also im Reinen mit sich sind. So individuell wie jede Migräne, so einzigartig ist auch das, was jeder Mensch mit dem Begriff „Lebensqualität" verbindet. Nach dem Lebens-Balance-Modell des Neurologen, Psychiaters, Psychotherapeuten und Begründers der „positiven Psychotherapie", Nossrath Peseschkian, sind wir Menschen dann zufrieden und langfristig belastbar, wenn folgende vier Bereiche unseres Lebens ausbalanciert sind: **Leistung**, **Kontakt**, **Körper** und **Sinn**.

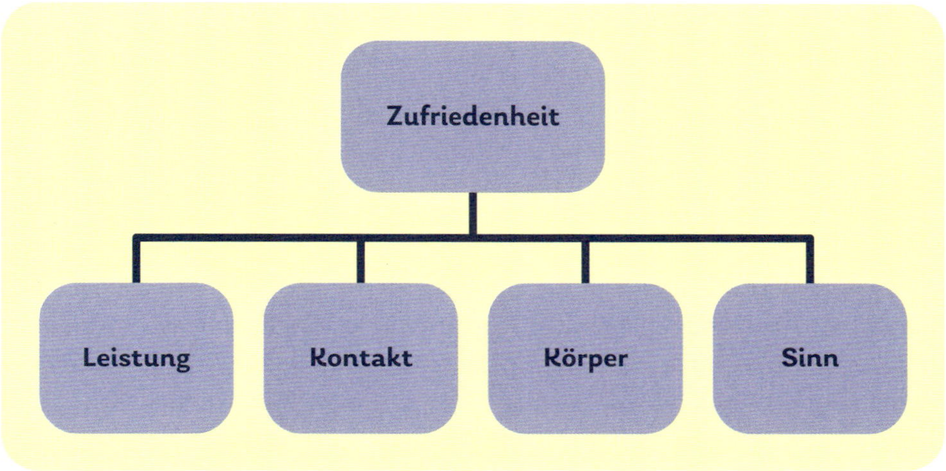


**Abb. 2:** Lebens-Balance-Modell nach Peseschkian

Sie können sich das wie ein Mobile vorstellen: Nur wenn alle Bereiche ausgeglichen und miteinander im Einklang sind, ist das Mobile stark und stabil. Auch wenn einmal ein starker Wind weht, bewegen sich alle Schnüre gemeinsam im Einklang in eine Richtung, bis sich der äußere Einfluss gelegt hat.

Ist ein Bereich zu dominant, dann schwankt das Mobile auf eine Seite. Sollten Sie sich einmal diesem Bereich zuwenden, dann kurzfristig jenem und dann wieder anderen, schwankt es auf und ab. Auch hier kann von Ausgeglichenheit keine Rede sein. Oft bemerkt man das erst im Urlaub, wenn sich der Stress gelegt hat und der Fokus wieder mal auf Entspannen oder Genuss eingestellt ist. In diesen Ruhephasen erkennt man, wie erschöpft man schon ist. Viele gute Vorsätze werden dann geschmiedet, und im Alltag geht die Balance dann leider wieder verloren.

**Um nachhaltige Zufriedenheit zu erreichen, ist es deshalb wichtig, alle vier Bereiche wahrzunehmen und dauerhaft und positiv zu integrieren.** In der weiteren Folge werden Sie die vier Teile des Mobiles noch näher kennenlernen.

### Leistung

Zum Thema „Leistung“ werden Sie vermutlich einen vertrauten Zugang haben. Wahrscheinlich einen zu vertrauten. Kann es sein, dass Sie die meiste Energie in diesen Bereich stecken? Oder dass alles, was Sie tun, unweigerlich mit der Erbringung von Leistung verbunden ist? Wenn ja, dann denken Sie bitte noch einmal an Ihre inneren Antreiber und **Stressverstärker** zurück.

S. 36–47

Ein ausgeglichener Zugang zur Leistung ist mit einem für uns persönlich stimmigen Beruf verbunden, in dessen Aufgaben und Tätigkeiten wir uns wiederfinden. Dazu zählt auch, dass wir die daraus resultierenden Erfolge – etwa Anerkennung, Ansehen oder ein angemessenes Gehalt – erkennen, erhalten und auch annehmen können. Daher ist es für die Balance von Bedeutung, unsere eigene Karriere, unseren Werdegang positiv betrachten zu können.

Auch das Thema „Finanzen“ fällt in den Themenbereich „Leistung“. Dazu zählen Absicherung, Wohlstand und die Möglichkeit, sich etwas leisten zu können.

### Kontakt

Zum Thema „Kontakt“ zählen eine erfüllende Partnerschaft und die Familie. Dies gilt sowohl für die Ursprungsfamilie als auch für unsere eigene Familie, die wir gründen, oder für eine Wahlfamilie. Darüber hinaus zählt zum Bereich Kontakt auch, in die Gesellschaft eingebunden und integriert zu sein und das Gefühl zu haben, „dazuzugehören“ – sei es zu Nachbar*innen, Arbeitskolleg*innen, zu einem Verein oder Sportclub. Gemeint sind also all jene Kontakte, bei denen Sie Freude, Zuwendung und Austausch in Form eines ausgeglichenen Gebens und Nehmens erleben.

### Körper

Wenn wir bei dem Vergleich mit dem Porsche bleiben wollen, so ist es nicht nur wichtig, ausreichend Pausen und Boxenstopps einzulegen, sondern auch, das zu tanken, was dem Porsche maximale Energie und Kraft für die nächste Ausfahrt gibt. Übersetzt und auf den Körper bezogen heißt das, gut zu essen und ihn mit all den Vitaminen und Nährstoffen zu versorgen, die er braucht. Dadurch werden Sie nicht nur mehr Energie haben, sondern sich auch innerlich ruhiger, ausgeglichener und generell belastbarer fühlen. Und Ihrer Stimmung tut die richtige Ernährung auch gut! Näheres dazu finden Sie im **Ernährungsteil**. S. 114–127

Auch Sport, der Ihnen Spaß macht und guttut, wird diesem Bereich zugeordnet. Mehr Informationen dazu, welche körperliche Betätigung Sie unterstützt und nicht noch zusätzlich einen Migräneanfall auslöst, finden Sie im Kapitel **„Move it!“**. S. 128–131

Für unsere Gesundheit ist es auch von Bedeutung, uns selbst wahrnehmen zu können, auch wenn wir alles unter Kontrolle haben möchten und die Messlatte für unsere eigenen Leistungen sehr hoch ist. Unsere Gefühle wahrzunehmen, macht uns nicht zu kleinen, schwachen Sensibelchen, die ihre Leistung nicht mehr bringen können, sondern ganz im Gegenteil zu starken, selbstverantwortlichen Menschen. Falls jetzt gerade der Gedanke in Ihnen aufgetaucht ist, dass dies ein Zeichen von Schwäche ist, dann blättern Sie bitte unbedingt zum Kapitel **„Die Körperwahrnehmung stärken“**. S. 71–76



Unsere Emotionen dauerhaft zu unterdrücken – insbesondere Wut nicht zu äußern und alles herunterzuschlucken –, schadet uns nachhaltig. Wohin, glauben Sie, geht denn diese ganze Wut, wohin gehen all die unausgesprochenen Emotionen? Richtig – in Ihren Kopf! Daher ist es zielführender, wenn Sie diese Gefühle auf eine gesunde Art abbauen, damit sie sich nicht gegen Sie selbst richten. Gezielte Strategien dafür finden Sie im Kapitel **„Umgang mit Emotionen“**. S. 102–104

### Sinn

> ***Wer keinen Sinn im Leben sieht,***
> ***ist nicht nur unglücklich,***
> ***sondern kaum lebensfähig.***
>
> Albert Einstein

Ein Teil der Sinnfindung liegt darin, zuversichtlich in die Zukunft zu blicken. Dass wir uns schon mal Gedanken darüber machen, wie es weitergeht oder uns manchmal sorgen, ist normal. Doch eine generell optimistische Einstellung dem

Leben gegenüber tut nicht nur Ihrer Seele gut, sie wirkt sich auch positiv auf Ihre Gesundheit aus. Auch die Themen Religion, Spiritualität, die Eingebundenheit in das große Ganze sowie Urvertrauen sind in diesem Bereich angesiedelt, genauso wie Philosophie und Kultur. Das Streben nach Selbstverwirklichung und persönlicher Weiterentwicklung oder das Thema berufliche Entfaltung – also Beruf als Berufung – gehören ebenfalls hierher.

Nicht zu vergessen die Liebe! Auch erfüllende Sexualität wird diesem Bereich zugeordnet. Darüber hinaus zählt dazu, zu wissen, was Sie im Leben erreichen möchten – eine Vision davon zu haben, wie Sie Ihr Leben führen möchten. Das können Sie aber nur wissen, wenn Sie sich selbst in den Mittelpunkt stellen und sich die Zeit nehmen, um sich Gedanken darüber zu machen, was Ihnen wirklich wichtig ist im Leben. Denken Sie darüber nach, welche Werte bedeutsam für Sie sind.



S. 61–65

Da das Thema „Werte" so wichtig ist, um zu erkennen, wo die Reise hingehen soll bzw. wo Sie in Zukunft weniger Energie hineinzustecken brauchen, finden Sie im Kapitel **„Meine persönliche Wertehierarchie"** mehr dazu.

## Mein Zufriedenheitsmobile

Um noch einmal auf das Lebens-Balance-Modell von S. 55 zurückzukommen: Wie sieht Ihr eigenes Mobile im Moment aus? Verwenden Sie die meiste Energie und Zeit darauf, Leistung zu erbringen, obwohl Sie Ihrer eigenen Meinung nach noch immer nicht genug schaffen? Haben Sie sich in letzter Zeit von Freunden und Bekannten zurückgezogen, um nicht schon wieder eine Verabredung zu treffen, die Sie dann letztendlich wegen Ihrer Migräne absagen müssen? Fühlen Sie sich zunehmend isoliert oder haben das Gefühl, dass das „wirkliche Leben" ohne Sie stattfindet? Sind Sie immer die gute Freundin, die stets mit Rat und Tat zur Verfügung steht, und fühlen sich manchmal in Ihrer Gutmütigkeit ausgenutzt?

Vielleicht empfinden Sie eine gewisse Leere, sind gerade in einer Neuorientierungsphase, etwas unzufrieden und auf der Suche nach dem Sinn in Ihrem Leben. Vielleicht haben Sie auch den Kontakt zu sich selbst, zu Ihren Wünschen und Bedürfnissen, ein wenig verloren und schon lange nichts mehr für sich getan. Sind schon lange nicht mehr für sich selbst eingestanden oder haben es sich lange nicht mehr einfach mal gut gehen lassen oder sich verwöhnt. Kommen bei Ihnen immer alle anderen zuerst?

Vielleicht haben Sie in letzter Zeit auch zu wenig auf Ihren Körper gehört, sind über Ihre persönlichen Leistungs- und Belastbarkeitsgrenzen gegangen, mal wieder rastlos durchs Leben marschiert. Haben Sie Angst, Emotionen zuzulassen?

Wenn Sie sich in diesen Zeilen wiedererkannt haben, dann ist es Zeit, Ihr Mobile wieder in Balance zu bringen!



### Mein Mobile in Balance bringen

Gibt es einen Bereich, der in deinem Leben zu kurz kommt? Für den du dir bisher nur sehr wenig Zeit genommen hast? Einen Teil, den du bisher etwas vernachlässigt hast?

..........................................................................................................

..........................................................................................................

Was fehlt dir, um auch diesen Teil als erfüllend ansehen zu können? Ohne Perfektionismus und Druck und ohne den Gedanken „Wegen meiner Migräne geht das ja nicht"?

..........................................................................................................

..........................................................................................................

Was wäre die Idealversion? Wenn du nun ganz groß träumen dürftest? Ohne Einschränkungen – wenn einfach alles möglich wäre? Vielleicht gibt es einen Wunsch, den du schon lange hegst? Ohne den Gedanken „Dafür bin ich jetzt schon zu alt, das darf man ja nicht, ja, vor den Kindern wäre das möglich gewesen …"

..............................................................................................................

..............................................................................................................

Was kannst du in kleinen Schritten in deinen Alltag einbauen, um diesen Teilbereich für dich erfüllender zu gestalten?

..............................................................................................................

..............................................................................................................

Was benötigst du noch, um das Erwünschte ab jetzt in dein Leben einzubauen?

..............................................................................................................

..............................................................................................................

Stell dir bitte vor, du hast diesen Teilbereich stärker in dein Leben integriert. Hast zugelassen, dass du auch diesen Anteil wieder stärker wahrnimmst. Hast alle Hindernisse überwunden und merkst nun, wie gut dir das tut! Wie fühlt sich das für dich an?

..............................................................................................................

..............................................................................................................

## Lebensqualität – was heißt das für mich?

Lebensqualität bedeutet so viel mehr, als „nur" schmerzfrei zu sein. So viel mehr, als „nur" weniger Migräneanfälle erleiden zu müssen. „Lebensqualität" bedeutet, das eigene Leben nach den eigenen Vorstellungen, d. h. nach den eigenen Werten leben zu können. Generell gesprochen sind Werte wichtige Bedürfnisse, können als wünschenswerte Lebensinhalte angesehen werden und stellen daher die Grundlage für Lebensqualität dar. Unser Wertesystem ist individuell und dient uns als Orientierung. Nur wenn wir Klarheit darüber haben, was uns besonders wichtig ist, können wir auch danach leben. Denn erst dann können wir Prioritäten setzen und den Fokus auf sinnstiftende, also die wirklich wichtigen Dinge im Leben richten.



## Meine persönliche Wertehierarchie

Bei der Überlegung, welche Werte Ihnen wichtig sind, werden Sie erkennen, dass es einige gibt, die in die gleiche Richtung zielen, einander gegenseitig fördern und stärken. Es gibt aber natürlich auch Grundüberzeugungen, die in unterschiedliche oder gegensätzliche Richtungen tendieren, miteinander in Konkurrenz stehen und sich dadurch gegenseitig abschwächen.

Im Folgenden finden Sie nun eine Auflistung von Werten. Diese können Sie natürlich auch ergänzen, sollte Ihnen ein Begriff fehlen:

| | | |
|---|---|---|
| Abenteuer | Achtsamkeit | Achtung |
| Agilität | Aktivität | Aktualität |
| Akzeptanz | Altruismus | Andersartigkeit |
| Anerkennung | Anmut | Ansehen |
| Anstand | Ästhetik | Aufgeschlossenheit |
| Aufregung | Aufrichtigkeit | Ausdauer |

Ausgeglichenheit
Authentizität
Austausch
Balance
Begeisterungsfähigkeit
Beharrlichkeit
Behutsamkeit
Bescheidenheit
Besonnenheit
Beständigkeit
Beweglichkeit
Bewusstheit
Bildung
Charisma
Charme
Dankbarkeit
Demut
Distanz
Disziplin
Effektivität
Effizienz
Ehre
Ehrlichkeit
Einfachheit
Einfluss
Einfühlungsvermögen
Einsicht
Einssein
Einzigartigkeit
Eleganz
Engagement
Entscheidungsfreude
Entwicklung
Erfolg
Ernsthaftigkeit
Fairness
Familie
Feiern
Fleiß
Flexibilität
Freiheit
Freude
Freundlichkeit
Freundschaft
Frieden
Fröhlichkeit
Frohsinn
Fürsorglichkeit
Fülle
Gastfreundschaft
Geborgenheit
Geduld
Gelassenheit
Gemeinschaft
Genialität
Genuss
Gerechtigkeit
Geschmack
Geselligkeit
Gesundheit
Glaube
Glaubwürdigkeit
Gleichheit
Gleichmut
Glück
Großherzigkeit
Großzügigkeit
Güte
Gute Laune
Harmonie
Häuslichkeit
Heimat

| | | |
|---|---|---|
| Heiterkeit | Herausforderung | Herkunft |
| Herzlichkeit | Hilfsbereitschaft | Hingabe |
| Hoffnung | Höflichkeit | Humor |
| Identität | Individualismus | Initiative |
| Innovation | Integration | Intelligenz |
| Integrität | Intuition | Kameradschaft |
| Klarheit | Klugheit | Kommunikation |
| Kompetenz | Kontrolle | Kongruenz |
| Kraft | Kreativität | Kultur |
| Lachen | Lässigkeit | Lebensfreude |
| Lebenslust | Leichtigkeit | Leidenschaft |
| Leistung | Liebe | Loyalität |
| Lust | Macht | Menschlichkeit |
| Mitgefühl | Motivation | Mut |
| Nachhaltigkeit | Nachkommen | Nachsicht |
| Nächstenliebe | Nähe | Natur |
| Natürlichkeit | Neugierde | Neutralität |
| Objektivität | Offenheit | Optimismus |
| Ordnung | Originalität | Perfektion |
| Persönlichkeit | Pflichtbewusstsein | Phantasie |
| Pragmatismus | Professionalität | Präzision |
| Pünktlichkeit | Rechtmäßigkeit | Redlichkeit |
| Redegewandtheit | Respekt | Reichtum |
| Rücksicht | Ruhe | Ruhm |

| | | |
|---|---|---|
| Sanftmut | Sauberkeit | Schönheit |
| Schutz | Selbstbestimmung | Selbstdisziplin |
| Selbstvertrauen | Selbstverwirklichung | Sensibilität |
| Sexualität | Sicherheit | Sinn |
| Sinnlichkeit | Sorgfalt | Sozialität |
| Sparsamkeit | Spaß | Spielen |
| Spiritualität | Spontaneität | Sportlichkeit |
| Stabilität | Standfestigkeit | Stärke |
| Sympathie | Tapferkeit | Teamgeist |
| Tiefe | Toleranz | Tradition |
| Transparenz | Träumen | Treue |
| Tüchtigkeit | Überlegenheit | Überzeugung |
| Umweltschutz | Unabhängigkeit | Unbestechlichkeit |
| Veränderung | Verantwortung | Verbindlichkeit |
| Verbundenheit | Vernetzung | Verschwiegenheit |
| Verständnis | Vertrauen | Vielfalt |
| Vielseitigkeit | Vitalität | Wachsamkeit |
| Wahrheit | Wandel | Wärme |
| Weisheit | Weiterentwicklung | Weitsichtigkeit |
| Weltbürgertum | Wertschätzung | Wissen |
| Würde | Zärtlichkeit | Zeitlosigkeit |
| Zentriertheit | Zielstrebigkeit | Zugehörigkeit |
| Zuneigung | Zuverlässigkeit | Zuversicht |

**Abb. 3:** Werteliste

## Was ist mir wichtig im Leben?

Markier alle Werte aus der Liste, die dich intuitiv ansprechen – welche sind dir wichtig? Bei dieser Auswahl gibt es kein Richtig und kein Falsch.

Ordne nun deine Top Ten hierarchisch! Verlass dich auch hier wieder auf deine Intuition und folge deinem ersten Impuls! Welcher dieser Werte hat für dich oberste Priorität?

1. ..................................................... 6. .....................................................

2. ..................................................... 7. .....................................................

3. ..................................................... 8. .....................................................

4. ..................................................... 9. .....................................................

5. ..................................................... 10. .....................................................

Wie fühlt sich diese Rangordnung nun für dich an? Stimmig? Hat sich noch etwas an deiner Reihenfolge geändert oder bist du deinem ersten Impuls treu geblieben? Welche Gefühle und Gedanken tauchen auf, wenn du erkennst, was du benötigst, um Lebensqualität verspüren zu können?

..........................................................................................................................

..........................................................................................................................

..........................................................................................................................

..........................................................................................................................

## Mein Migräne-Ziel

Wir nähern uns mit großen Schritten Ihrem persönlichen Migräne-Ziel. Sie haben sich in den letzten Kapiteln ein wenig besser kennengelernt. Sie haben erkannt, welche inneren Stressverstärker – und damit verbunden alte Glaubenssätze – Sie daran hindern, Ihr ganzes Potenzial zu entfalten und das Leben zu genießen. Sie haben aber auch Ihre Werte kritisch hinterfragt und neu geordnet. Gratulation!

### Bewusstes Loslassen

**Dauer: Du darfst dir dafür so lange Zeit nehmen, wie es dir guttut!**

- Wenn dir nun gerade noch ein Gedanke kommt, von dem du dich auf jeden Fall lösen möchtest, dann stell dir genau jetzt dieses Thema, diese Situation oder Verhaltensweise vor.
- Sprich dir nun selbst Folgendes vor: „Ich verzeihe mir und ich verzeihe allen anderen. Ich lasse die Vergangenheit bewusst los. Ich bin vollkommen frei. Ich erschaffe mir von nun an mein Leben nach meinen Vorstellungen. Ich vertraue darauf, dass all meine Träume in Erfüllung gehen."
- Atme dabei tief aus, während du dir vorstellst, genau dies hinter dir zu lassen. Lass dir Zeit dabei, bewusst Abschied zu nehmen. Gerne darfst du ab jetzt die Augen schließen, um noch mehr „ins Spüren" zu kommen. Spür bewusst hin – alles, was kommt, ist gut und darf sein. Vergib auch anderen bewusst, um dich von diesen Empfindungen zu lösen. Atme tief aus, lass los. Spür, wie sich Belastung und Anstrengung lösen, spür die Erleichterung. Du bist vollkommen frei und empfindest eine neue Leichtigkeit.
- Atme tief ein, um diese neue Leichtigkeit intensiv zu spüren. Lass dir ruhig Zeit dabei, dieses schöne Gefühl wahrzunehmen. Die Leichtigkeit unterstützt dich auch dabei, wieder Zuversicht empfinden zu können. Atme dieses Vertrauen tief ein, bis du es gut in deinem Körper wahrnehmen kannst. Wie fühlt es sich an? Warm und angenehm? Wo siedelt sich dieses Gefühl an? Im Herzen,

um dich von dort aus zu unterstützen? Oder in der Bauchregion, um auch mal deinem Bauchgefühl, deiner Intuition vertrauen zu können? Oder breitet es sich gar im ganzen Körper aus?

- Wenn du das Vertrauen gut im Körper wahrnehmen kannst, atme noch einmal tief ein und aus und öffne dann die Augen in deinem eigenen Tempo.

Falls diese Übung nicht auf Anhieb klappt, bleiben Sie einfach dran - ohne Druck und solange Sie sich damit wohlfühlen.

Die neu formulierten Gedanken aus dem Stressverstärker-Test und die für Sie persönlich genau passende Wertehierarchie haben Ihnen Klarheit verschafft. **Die neu gewonnene Leichtigkeit und das Vertrauen unterstützen Sie dabei, nun Selbstverantwortung zu übernehmen und Ihr Leben nach Ihren Vorstellungen zu leben.**

Um das zu konkretisieren und zu Ihrem neuen Leitziel zu machen, werden Sie nun Ihr Ziel formulieren. Stellen Sie sich das wie bei einem Projekt vor: Sie haben eine ausreichende Soll-Ist-Analyse gemacht, und nun braucht Ihr Projekt noch einen Projektnamen, bevor Sie an die Umsetzung Ihrer persönlichen Bewältigungsstrategien gehen - ein Lebensmotto, einen Leitsatz, eine Bezeichnung für Ihren Neuanfang - wie auch immer Sie es nennen möchten.

### Mein persönliches Migräne-Ziel

Wie lautet dein persönliches Ziel, wenn du an deine Migräne denkst?

........................................................................................................................

........................................................................................................................

Bitte hinterfrag noch einmal, ob es sich wirklich um deine Zielsetzung handelt, ob es das ist, was du möchtest? Oder ob dein schlechtes Gewissen sich wieder mal gemeldet hat und du etwas formuliert hast, um nicht noch weiter unbequem und lästig für deinen Partner, deine Familie oder deinen Arbeitgeber zu sein.

..........................................................................................................

..........................................................................................................

Bitte überleg dir nochmals in aller Ruhe, ob dein Ziel dir wirklich guttut oder ob es als zusätzlicher Ansporn formuliert ist, noch weiter über deine Grenzen zu gehen.

..........................................................................................................

..........................................................................................................

Nun schließ bitte die Augen und denk an dein Ziel – was ist das Gefühl dahinter? Wie soll es sich anfühlen, wenn du es erreicht hast? Wie fühlt sich dieser erreichte Zustand an? Stell dir die Erfüllung mit allen Sinnen vor. Mal es dir in allen Farben aus.

Nun öffne bitte deine Augen und schreibe genau diese Emotionen auf.

..........................................................................................................

..........................................................................................................

..........................................................................................................

..........................................................................................................

Du hast nun das Gefühl hinter deinem Ziel gefunden. Es ist das, was dich motiviert und positiv antreibt! Es ist das, wonach du wirklich strebst. Emotionen sind unsere stärksten Triebfedern – denk nur daran, was du aus Liebe zu deinen Kindern oder einem geliebten Menschen oder Familienmitglied alles zu tun bereit bist. Nun tu es einmal für dich selbst!

Jetzt ist es an der Zeit, genau dieses Gefühl deines Migräne-Ziels nicht nur in Bezug auf die Migräne, sondern in dein gesamtes Leben verstärkt einzubauen. Deinen Lebensstil so zu gestalten, dass du genau dieses Gefühl stärker wahrnehmen kannst.

## Am Weg zu deinem Migräne-Ziel

Welche Fähigkeiten sind in deinem Leben nötig, um dieses Gefühl hervorrufen zu können?

..........................................................................................................

..........................................................................................................

Welche Eigenschaften benötigst du in deinem Alltag, um dieses Ziel erreichen zu können?

..........................................................................................................

..........................................................................................................

Zu welchem Zeitpunkt ist dieses Gefühl gerade in Bezug auf deine Migräne wichtig – oder trifft es immer zu?

..........................................................................................................

..........................................................................................................

Welche Ressourcen hast du schon? Welche Fähigkeiten, Einstellungen, Hilfestellungen von außen sind schon vorhanden, die dich bei der Erreichung deines Zieles unterstützen können?

Zu welchen Ressourcen findest du leicht Zugang, welche Fähigkeiten kannst du dir einfach und schnell aneignen? Welche Eigenschaften kannst du in dir selbst aktivieren?

........................................................................................................................

........................................................................................................................

........................................................................................................................

........................................................................................................................

........................................................................................................................

........................................................................................................................

Nun haben Sie einen guten Überblick über Ihre Werte, Ressourcen und Einstellungen erhalten und sind daher Ihrem Ziel wieder einen großen Schritt nähergekommen: einem selbstbestimmten Leben. Sie haben nun Strategien, um mit Herausforderungen – und vor allem mit sich selbst – besser umgehen zu können.

## Und wenn es nun doch passiert?

Was können Sie körperlich, seelisch und mental tun, um einen Anfall abzufangen, zu mildern oder besser zu überstehen? Lesen Sie weiter und suchen Sie aus einem großen Angebot an Werkzeugen das heraus, das Sie als passend für sich selbst empfinden.

# Präventive Maßnahmen

***Das Geheimnis der Veränderung:***
***Richte all deine Energie nicht auf das Bekämpfen des Alten,***
***sondern auf das Erschaffen des Neuen.***

Sokrates

Warum ist es von besonderem Nutzen, den Fokus auf vorbeugende Maßnahmen zu legen? Weil alles, was Sie präventiv unterstützt, jede Verhaltensweise, die Sie ändern, dazu führen kann, dass Ihr Körper nicht mit Migräne reagieren muss. Präventive Maßnahmen helfen Ihnen dabei, Ihre Körperwahrnehmung zu schärfen, verhindern Überreizung und unterstützen Sie bei einer generell positiven Grundstimmung dem Leben gegenüber. So verhelfen sie Ihnen auch zu mehr Lebensqualität. Diese Aspekte sind untrennbar miteinander verbunden und bedingen einander wechselseitig!

**Jeder einzelne schmerzfreie Tag, den Sie durch vorbeugende Maßnahmen erreichen können, ist so wertvoll!** Je mehr Migräneanfälle Sie verhindern oder abfangen können, desto mehr Vertrauen werden Sie wieder in Ihren eigenen Körper gewinnen. Und dadurch können Sie auch wieder mehr Zuversicht und Lebensfreude verspüren!



## Die Körperwahrnehmung stärken

Wie und wann nehmen Sie Ihren Körper täglich wahr? Vielleicht erst dann, wenn sich ein Migräneanfall anbahnt oder Sie bereits Schmerzen haben? Klagen Sie ihn vielleicht sogar an, dass er nicht so funktioniert, wie Sie das wollen? Sind Sie wütend auf Ihren Körper, weil er Sie im Stich lässt? Oder treiben Sie ihn noch mehr an – sogar unter Schmerzen –, jetzt noch schnell dieses oder jenes zu erledigen? Weiter zu funktionieren?

Doch zumeist sind wir viel zu beschäftigt, um uns Gedanken darüber zu machen, wie es unserem Körper eigentlich so geht. Wundert es Sie dann, dass Ihr Körper Sie so deutlich zwingen muss, sich mit ihm zu beschäftigen? Ihm Ruhe und Erholung zuzugestehen?

## Körperbewusstsein aufbauen

Wozu kann es gut sein, Ihren Körper bewusst wahrzunehmen? Wenn Sie hinhören und spüren, wie es ihm geht und welche Bedürfnisse er hat, dann unterstützt Sie das auch dabei, Ihre körperlichen Grenzen wahrzunehmen und Ihren Energielevel zu überprüfen. Sie beugen auf diese Weise einer Überlastung vor, auf die Ihr Körper mit Migräne reagieren könnte. Und das ist ja unser Ziel: die Häufigkeit der Anfälle zu reduzieren.

**Ein gutes Körperbewusstsein unterstützt Sie dabei, Vorboten eines Migräneanfalls schneller zu erkennen, wodurch Sie mehr Zeit für Ihre Bewältigungsstrategien haben.** Andererseits haben Sie dadurch aber auch mehr Zeit, Ihre Tagesplanung bei Bedarf noch abzuändern. Je besser Sie sich und Ihren Körper kennen, desto mehr können Sie auf ihn achten, ihm das geben, was er braucht, und mit ihm gemeinsam ein „gutes Team" werden.

Das gelingt allerdings nur, wenn Sie sich dafür Zeit nehmen. Es kann am Anfang wehtun, hinzuschauen – „Wie viel Energie habe ich im Moment?" – und zu erkennen: „Ganz wenig ... ich fühle mich so richtig kraftlos ... eigentlich kann ich nicht mehr." Das zeigt Ihnen aber nur, dass Sie in letzter Zeit oder vielleicht auch in den letzten Jahren Raubbau an Ihrem Körper betrieben haben. Ihn und sich immer weiter angetrieben haben. Und es macht Ihnen deutlich, dass Sie das ab sofort ändern sollten.

Die nachfolgende Übung können Sie gut in Ihren Alltag einbauen, um täglich eine Art **„Boxenstopp"** zu machen. Sie checken dabei Ihren ganzen Körper ab und nehmen wahr, wie es ihm geht. Sie nehmen das, was Sie wahrnehmen, an. Ohne Wertung. „Was tut mir gut? Mache ich wirklich heute all die Erledigungen, die ich noch verrichten wollte, weil ich ohnehin noch genug Energie habe? Oder verlege ich sie besser auf morgen? Tut es mir gut, heute pünktlich von der Arbeit zu gehen, wenn ich merke, dass sich mein Kopf etwas dumpf anfühlt? Gehe ich jetzt noch laufen oder würde es mir besser tun, einfach eine Runde spazieren zu gehen?" Sie können nach diesem Check leichter entscheiden, wie Sie Ihren weiteren Tagesablauf gestalten.

Das bedeutet nicht, dass Sie dadurch langsamer und unproduktiver werden! Es bedeutet, dass Sie eigenverantwortlich mit den eigenen Ressourcen umgehen. Sich nicht immer total auspowern. Was nützt es Ihnen, durchs Leben zu rasen, bis Ihr Körper „Stopp" sagt und Sie durch die Migräne außer Gefecht gesetzt werden? Sie gewinnen dadurch insgesamt mehr Zeit, weil sich Ihre Migräne nicht so häufig melden muss!

Lesen Sie sich die folgende Übung zu Beginn einmal durch, damit Sie sie dann bei geschlossenen Augen durchführen können. Wenn Sie möchten, können Sie sie alternativ auch als Sprachmemo aufnehmen, um sich dann quasi selbst anzuleiten. Es geht aber auch ohne Anleitung, wie Sie gleich sehen werden. Das Prinzip ist ganz einfach: Sie beginnen unten bei den Beinen und wandern dann Ihren ganzen Körper entlang hinauf bis zur Schädeldecke. Bei dieser Übung ist bewusst keine Dauer vorgegeben, damit Sie sie ganz in Ihrem Tempo durchführen können. Möglicherweise wird sie Ihnen am Anfang lang vorkommen und es könnte Ihnen etwas schwerfallen, den Fokus auf Ihren Körper zu lenken. Je öfter Sie diese Übung jedoch durchführen, desto mehr werden Sie die wertvolle Erkenntnis und wohltuende Wirkung schätzen.



### Bodyscan: Deinen Körper wahrnehmen

**Dauer: Du darfst dir dafür so lange Zeit nehmen, wie es dir guttut!**

- Lenk deine Aufmerksamkeit auf deinen Körper. Beginn dabei bei deinem linken Fuß. Nimm wahr, an welchen Stellen dein Fuß den Boden berührt … und nimm ganz bewusst deine Ferse wahr und jede einzelne Zehe, von der großen bis hin zur kleinen. Eine nach der anderen.

- Wandere mit deiner Aufmerksamkeit dein Bein nun weiter hinauf ... über die Wade ... und das Knie.
- Wenn deine Gedanken beginnen, abzuschweifen, und wenn du anfängst, über etwas anderes nachzudenken, dann schick diese Gedanken mit einem sanften Ausatmen fort. Jetzt darf es nur um dich und deinen Körper gehen. Lenk die Aufmerksamkeit wieder ganz bewusst zu deinem linken Bein zurück ... zu deinem Knie und weiter hinauf zu deinem Oberschenkel.
- Atme dabei weiter tief ein und aus. Es tut so gut, einmal zur Ruhe zu kommen.
- Lenk die Aufmerksamkeit nun deinem rechten Fuß zu. Nimm auch hier wahr, wie sich deine Fußsohle und deine Ferse anfühlen ... und nimm wieder jede einzelne Zehe wahr, beginnend bei der großen Zehe. Nimm dir bewusst Zeit, nun dein Bein hinaufzuwandern ... über deine Wade ... dein Knie ... bis hin zu deinem Oberschenkel ... und nun auch zu deinem Gesäß. Nimm wahr, wie der Sessel sich unter deinem Körper anfühlt.
- Nimm nun deine untere Körperregion im Ganzen wahr. Sind deine Beine ruhig und entspannt oder unruhig? Fühlen sie sich leicht an oder schwer? Ist es ungewohnt für dich, einmal so ruhig dazusitzen, einmal deinen Körper wahrzunehmen? Nimm einfach an, was ist. Wenn du nichts Besonderes spürst, ist es auch okay ... nichts muss, alles kann sein.
- Wandere nun weiter hinauf zu deinem Bauch. Wie fühlt er sich an? Nimmst du das Heben und Senken deiner Bauchdecke beim Atmen wahr? Versuch, tief in den Bauch hinunter zu atmen ... der Bauch wird oft auch als Sitz der Intuition angesehen. Hörst du ausreichend auf dein Bauchgefühl oder ist es immer der Kopf, der entscheidet? Wäre es auch gut, manchmal mehr auf deinen Bauch zu hören? Wenn bei diesen Überlegungen Emotionen auftauchen, nimm sie an ... alles ist erlaubt, was da kommt.
- Nimm nun bewusst auch deine Brustregion wahr. In diesem Bereich verspüren wir oft die Hektik des Alltags, wenn wir nur ganz flach atmen. Spür hinein, ob dieser Bereich offen ist ... und du die Atmung auch spüren kannst.

- Und wenn du merkst, dass es dir schwerfällt, dich auf deinen Körper zu konzentrieren, ist das ganz normal. Versuch einfach, deine Aufmerksamkeit sanft, aber gezielt zu deiner Brustregion zurückzubringen. Nimm deinen Atem und auch deine Empfindungen wahr.
- Und nun nimm deine Arme wahr. Starte auch hier wieder mit dem linken. Spür, wo deine Hände aufliegen, und geh alle deine Finger einzeln durch. Nimm dir bewusst Zeit dafür.
- Geh nun zu deinem rechten Arm und nimm auch ihn ganz bewusst und achtsam wahr ... bis in alle Fingerspitzen hinein. Wie fühlen sich deine Arme insgesamt an? Ruhig, aber trotzdem voller Energie? Oder eher schwer und leblos? Nimm es einfach wahr, ohne zu bewerten oder etwas zu verändern.
- Bring deine Aufmerksamkeit nun bewusst zu deinem Rücken und spür auch zu dieser Region deines Körpers bewusst hin. Zu deinem Kreuz ... den ganzen Rücken hinauf ... und zu deinen Schultern. Wie ist deine Körperhaltung im Moment? Aufrecht, zuversichtlich und positiv? Oder eher verkrampft, schief oder gedrückt? Wie fühlen sich insbesondere deine Schultern an? Angespannt und hochgezogen? Oder hängen sie und sind schwer, weil du so viel Ballast mit dir herumschleppst ... weil immer so viel zu tun ist? Nimm einfach alles an, so, wie es sich im Moment anfühlt.
- Wende nun deine ganze Aufmerksamkeit deinem Nacken zu. Nimm wahr, wie er sich anfühlt ... Wandere nun auch weiter deinen Hinterkopf entlang. Nimm dir gerade für die Regionen, die deinen Kopf betreffen, besonders viel Zeit.
- Nun geh mit der Aufmerksamkeit zu deiner Schädeldecke, zum höchsten Punkt deines Körpers. Atme dabei weiterhin tief ein und aus.
- Lenk nun deine Wahrnehmung auf dein Gesicht und nimm einmal deine Mundwinkel wahr. Hast du ein leichtes Lächeln im Gesicht, weil dir die Entspannung guttut? Oder bemerkst du, dass deine Mundwinkel sich nach unten richten? Wie fühlt sich dein Kiefer an?
- Nimm auch deine Augen wahr. Wie fühlt sich die Region hinter den Augen an? Spür bewusst hin, ob du Druck wahrnimmst oder ob sich diese Körperregion leicht und klar anfühlt.

- Wandere nun weiter zu deinen Schläfen. Nimm auch hier bewusst wahr, wie sie sich im Moment anfühlen. Lass dir ruhig Zeit dabei.
- Nun achte bewusst auf deine Stirnregion, ob auch sie sich klar anfühlt oder angestrengt. Nimm auch wahr, ob deine Gedanken schon ruhiger geworden sind. Falls nicht, dann schick die Unruhe mit einem sanften Ausatmen wieder weg.
- Nimm nun deinen Kopf in seiner Gesamtheit wahr. Wie fühlt er sich an? Weite deine Betrachtung nun auf den gesamten Körper aus und nimm ihn als Einheit wahr. Lass alle deine Empfindungen noch einmal tief wirken.
- Atme nun noch einmal bewusst aus ... dann wieder ganz tief ein ... und lass die Übung kurz nachwirken.

Wenn Sie fertig sind, notieren Sie auf einer einfachen Skala von -10 bis +10 (die Sie auch selbst anfertigen können), wie Sie Ihr aktuelles Befinden einordnen würden. Machen Sie sich ruhig Notizen dazu. Es wird Sie dabei unterstützen, Ihren Körper und Ihre Empfindungen besser kennenzulernen.

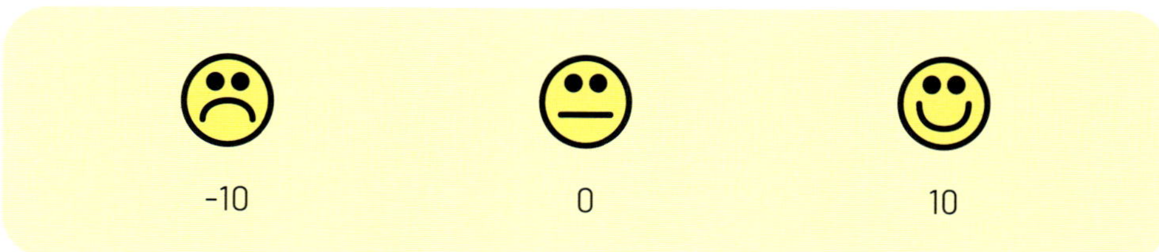


**Abb. 4:** Skala Körper-Achtsamkeitsübung

Wenn Sie ein Kopfschmerztagebuch führen, sehen Sie diese Übung als tägliche Ergänzung dazu an. Ihr Körper zeigt Ihnen genau, wie es ihm geht. Sie müssen nur wieder lernen, zuzuhören und auftauchenden Emotionen Raum zu geben.

## Loslassen von emotionalem und körperlichem Ballast

Körperwahrnehmung hat auch damit zu tun, dass Sie erkennen, wenn eine Situation oder Begegnung für Sie belastend war. Sie bemerken manchmal erst im Nachhinein, dass etwas körperlich oder mental anstrengend für Sie war, oder eine Situation Sie noch länger beschäftigt, als es gut für Sie ist.

Gehen Sie nicht einfach zum Tagesgeschehen über. Nehmen Sie diese Empfindungen ernst! Damit werden Sie automatisch auch sensibler in der Wahrnehmung, wenn etwas nicht stimmt. Das ist ein gutes Zeichen, weil Sie dadurch die Chance haben, gegenzusteuern.

Wenden Sie in diesem Fall die Technik der mentalen Reinigung an. So wie eine Dusche mit Wasser der körperlichen Reinigung dient, können Sie sich mit diesem Verfahren mental reinigen. Mit etwas Übung gelingt Ihnen das auch gleich nach der jeweiligen belastenden Situation. Sollten Sie sich noch unter Menschen befinden, dann schauen Sie sich nach einem ruhigen Ort um, an den Sie sich für ein Weilchen zurückziehen können.

### Mentale Reinigung

**Dauer: Du darfst dir dafür so lange Zeit nehmen, wie es dir guttut!**

- Stell dir vor, du stehst in einer schönen Dusche, in der du so richtig Platz für dich hast. Diese Dusche kann deine vertraute Dusche daheim sein oder sich auch in der freien Natur befinden. Wenn dir das lieber ist, kannst du dich auch unter einen Wasserfall stellen. Deiner Fantasie sind keine Grenzen gesetzt. Achte bitte darauf, dass das Wasser, das von oben auf dich herabfließt, genau die richtige Temperatur, Härte und Intensität hat, damit du es als angenehm empfindest.
- Und nun stell dir vor, dass dieses Wasser von oben eine reinigende Wirkung auf dich hat. Vielleicht möchtest du diesem Wasser auch eine spezielle Farbe geben – alles, was dir guttut, ist erlaubt!

- Nimm wahr, wie alle Belastungen und Emotionen, die die vorhergehende Begegnung oder Situation auf dich hatte, mit dem Wasser einfach weggespült werden. Wie du davon befreit wirst. Es kommt immer neues, frisches Wasser von oben nach – so lange, wie du es brauchst. Das alte, verbrauchte Wasser fließt einfach nach unten ab und verschwindet.
- Genieß den Moment und das Gefühl des reinigenden Wassers auf deiner Haut. Nimm die Veränderung wahr, die Erleichterung, das Aufatmen und das neue Energietanken.
- Danach atme gut und tief durch, verabschiede dich von deiner Dusche oder deinem Wasserfall. Du kannst jederzeit und immer wieder zurückkehren und diese wundervolle und heilsame Wirkung wieder erleben.

## Überbelastung vorbeugen



**Bianca, 51,** beschreibt ihre Migräne als RESET-Knopf, auf den ihr Körper drückt, wenn sie es wieder mal übertrieben hat. Das ganze System wird dann total heruntergefahren. Ihr ist bewusst, dass sie mit ihrer Rastlosigkeit und ihrem inneren Antrieb selbst viel dazu beiträgt, dass die Migräne sich so häufig meldet. Ihr Neurologe hat ihr zu Entspannungsmethoden geraten. Auch ihr Mann sagt oft: „Jetzt entspann dich doch mal!" Wenn sie das schon hört! Dafür ist Bianca viel zu ungeduldig. Und Zeit hat sie dafür ja auch kaum. Nein – für Entspannung ist Bianca einfach nicht geschaffen!

Wenn es Ihnen wie Bianca geht, dann kann es sein, dass Sie noch nicht die richtige „Entspannungsmethode" für sich gefunden haben. Gerade deswegen kann es in diesem Fall hilfreich sein, viele verschiedene Möglichkeiten auszuprobieren. **Lassen Sie sich Zeit, bis Sie genau das finden, was Ihnen guttut und Sie gelassener und ausgeglichener macht!**

## Entspannung auf Knopfdruck

Auf Befehl zu entspannen, um dann sofort wieder über alle Belastungsgrenzen zu marschieren, sollte allerdings nicht das Ziel vorbeugender Maßnahmen sein. Vielmehr sollte daraus eine innere Haltung entstehen, aus der heraus Sie lernen, wertschätzend mit Ihren eigenen Ressourcen umzugehen.

Es kann auch sein, dass sich beim Versuch, sich zu entspannen, Ihre Stressverstärker immer wieder melden und verkünden, dass Sie sich jetzt aber nicht entspannen dürfen. Es ist ja noch so viel zu tun, und faul zu sein oder einmal nichts zu tun, das gehört sich einfach nicht. Wenn das so ist, dann können Sie an dieser Stelle gerne nochmals zur Auswertung Ihres **Stressverstärker-Tests** zurückblättern.

S. 40

## Zur Ruhe kommen

Bei einem Migräneanfall fordert der Körper das ein, was ihm sonst oft viel zu wenig zugestanden wird: Ruhe und Rückzug. Das sind zwei der Themen, mit denen Migränebetroffene oft Probleme haben.

Wenn Sie für sich erkannt haben, dass es Ihnen schwerfällt, zur Ruhe zu kommen, und Sie sich nicht mehr daran erinnern können, wann Sie das letzte Mal die Seele haben baumeln lassen, dann sollten Sie diesem Thema einen besonderen Schwerpunkt widmen. Untrennbar mit dem Thema „Zur Ruhe kommen" sind auch die beiden nachfolgenden Kapitel **„Pause machen"** und **„Allein sein dürfen"** verbunden.

S. 85–89

Ja, auch Sie dürfen zur Ruhe kommen und einmal Pause machen. Gerade und besonders dann, wenn Sie vielen Reizen ausgesetzt sind. Um wieder auf Ihren Porsche im Kopf zurückzukommen: Auch dieses Auto fährt nicht ununterbrochen und ohne Boxenstopp seine Runden. Wenn es nicht mit Getriebeschaden auf der Rennstrecke liegen bleiben soll, braucht es Liebe und Zuwendung, Ölwechsel, Service, und es muss aufgetankt werden. Auch Ihr Körper kann nicht ohne Pause dranbleiben, er braucht seine Ruhepausen – genauso wie Ihr Geist und Ihre Seele manchmal ausspannen müssen. Zur Ruhe zu kommen bedeutet, wertschätzend mit Ihren Ressourcen und Kräften hauszuhalten und fürsorglich mit sich selbst umzugehen. Es bedeutet, Ihren Körper nicht mehr zu übergehen und ihm Zeit zur Regeneration zu geben.

Warum ist es außerdem noch wichtig, einmal zur Ruhe zu kommen? Weil wir erst in der Ruhe, in der Achtsamkeit, im bewussten Erleben des Moments positive Empfindungen wie Freude, Fröhlichkeit, Lebendigkeit und Leichtigkeit erleben und diese auch bewusst wahrnehmen und genießen können. Es wäre doch wirklich schade, wenn in Ihrem Leben vor lauter Überengagement kein Platz mehr für die schönen Dinge des Lebens wäre.

Die anschließende Kurzgeschichte soll Ihnen genau das nochmals verdeutlichen:

### Die Geduld oder Der Zauberknopf

**nach Heinrich Spoerl**

Es war einmal ein junger Bauer, der hatte ein Treffen mit seiner Liebsten vereinbart. Nachdem er sehr ungeduldig war, traf er viel zu früh am vereinbarten Treffpunkt ein. Er wartete gar nicht gern. Daher hatte er weder Augen für den Sonnenschein noch für den Frühling oder die prächtigen Blumen um ihn herum. Also setzte er sich unter einen Baum und haderte mit der Welt.

Plötzlich tauchte ein Männchen vor ihm auf und sagte: „Ich kenne dein Problem. Ich gebe dir diesen Knopf. Wenn du ihn an deine Jacke nähst, kannst du zaubern. Wenn du also auf etwas wartest und dir die Zeit zu langsam vergeht, dann drehst du nur den Knopf nach rechts, und schon springst du über die Zeit hinweg bis dorthin, wo du sein willst." Der junge Bauer folgte den Anweisungen des Männchens und drehte schließlich am Knopf. Plötzlich stand seine Liebste vor ihm und lachte ihn an. Er drehte noch einmal – schon saßen die beiden bei der Hochzeitstafel. Da dachte er: „Wenn wir doch nur schon allein wären! Wenn bloß unser Haus schon fertig wäre! Wenn nur …" Und er drehte und drehte und drehte. „Jetzt noch die Kinder!" Dann kam ihm noch mehr in den Sinn, und er konnte es einfach nicht

PRÄVENTION

erwarten. Also drehte er, drehte und drehte. Das ganze Leben zischte an ihm vorüber. Und ehe er sich's versah, war er alt und lag auf dem Sterbebett. Nun fuhr ihm der Schrecken in die Glieder, als ihm klar wurde, was er getan hatte. Er hatte sein gesamtes Leben verdreht! Nun, da es vorbei war, erkannte er, dass auch das Warten ein wertvoller Teil des Lebens ist. Und er wünschte sich nichts mehr, als die Zeit zurückdrehen zu können.

Frei nach Heinrich Spoerl (dt. Schriftsteller, 1887–1955)

Auch wir drehen unser Leben oft weiter, indem wir alles Mögliche beschleunigen wollen – nur um dann erst recht erschöpft nach Luft zu schnappen. Wir wollen vieles in einem Schwung machen, um nachher genießen zu können. Doch dieses „Nachher" kommt oft nicht. Oder es kommt anders, als wir denken. Manchmal geht dieses „Nachher" mit einem Migräneanfall einher, und manche Menschen machen so lange weiter, bis sie im Burn-out sind.

Ruhepausen machen uns nicht langsamer, sondern ganz im Gegenteil effizienter und schneller. Denn wenn wir etwas aus unserer vollen Kraft tun, statt aus dem letzten Loch zu pfeifen, gehen uns die Dinge schneller von der Hand und wir machen weniger Fehler.

Eine Übung, die Ihnen hilft, zur Ruhe zu kommen und die Sie auch zwischendurch, z. B. im Büro, durchführen können, ist eine Gehmeditation. Durch achtsames Gehen lenken Sie Ihre gesamte Aufmerksamkeit auf den Moment und das Empfinden während Ihrer Bewegung. In weiterer Folge unterstützt Sie diese Übung dabei, Abstand vom hektischen Alltagsgeschehen zu gewinnen und innerlich ruhiger zu werden. Auch wenn Sie sich wieder mehr Stabilität wünschen und Ihnen das Gefühl abhandengekommen ist, geerdet zu sein, ist eine Gehmeditation eine geeignete Übung für Sie.

## Wenn du es eilig hast, dann geh langsam – eine Meditation

**Dauer: Du darfst dir dafür so lange Zeit nehmen, wie es dir guttut!**

- Stell dich aufrecht hin, deine Beine hüftbreit geöffnet.
- Achte auf einen stabilen Stand und blicke geradeaus in die Richtung, in die du gehen wirst.
- Starte nun mit deinem ersten von insgesamt zehn Schritten in eine Richtung und heb dabei langsam deinen rechten Fuß an.
- Spür ganz bewusst, wie sich deine rechte Ferse hebt, wie sich dein Fuß eine Schrittlänge nach vorne bewegt und der Fuß sich wieder senkt.
- Du brauchst deine Füße dabei nicht zu betrachten – es geht hierbei vielmehr um ein inneres Wahrnehmen. Deine Füße wissen ganz von selbst, wie diese Bewegungen auszuführen sind.
- Gerne kannst du dabei innerlich auch die Worte „heben, bewegen, senken" formulieren.
- Nimm bei der Ausübung deiner Bewegung auch bewusst deine Atmung wahr: Atme beim Heben des Fußes ein, beim Senken des Fußes wieder aus.
- Wie fühlt es sich an, so ganz bewusst einen Schritt nach dem anderen zu setzen?
- Möglicherweise wirst du dich bereits nach den ersten Schritten stabiler und ausgeglichener fühlen. Vielleicht ist es aber auch ungewohnt, dich auf diese so vertraute Bewegung auf eine ganz andere Art einzulassen.
- Wenn du bemerkst, dass du ungeduldig wirst, die Schritte dir endlos lange vorkommen und du beginnst, die Übung hektischer auszuführen, um schnell fertig zu werden, dann nimm auch diese Erkenntnis als Erfahrung an und versuch, dein Gehtempo bewusst wieder zu verlangsamen.
- Wenn du zehn Schritte in eine Richtung gegangen bist, dann dreh dich langsam um.
- Achte auf einen stabilen Stand, bevor du die nächsten zehn Schritte ganz bewusst wieder zurückgehst.
- Beende deine Gehmeditation mit einem tiefen Durchatmen.

Eine weitere bewährte Möglichkeit, zur Ruhe zu kommen und tiefergehende Entspannung zu finden, sind Fantasiereisen. Bitte lesen Sie sich den Ablauf zuerst einmal insgesamt durch, bevor Sie mit der Übung starten. Die vorliegende Fantasiereise führt Sie in einen erholsamen Entspannungszustand. Sie lernen dadurch, sich Ihren persönlichen Ort der Ruhe zu erschaffen. Diesen individuellen Wohlfühlort können Sie nach einiger Übung im Alltag immer wieder nutzen. Führen Sie diese Fantasiereise mehrfach in einem entspannten und ruhigen Moment durch, um den Ablauf dann auch in der Hektik des Alltags gut anwenden zu können.

Durch diese Verschnaufpause zwischendurch schaffen Sie es, wieder neu aufzutanken, innere Ruhe zu finden und so auch in herausfordernden Situationen gelassen, fokussiert und konzentriert zu bleiben.

Wenn es für Sie praktischer ist, können Sie sich den Text auch als Sprachmemo abspeichern und bei Bedarf laut oder über Kopfhörer vorspielen.

### Mein persönlicher Rückzugsort

**Dauer: Du darfst dir dafür so lange Zeit nehmen, wie es dir guttut!**

- Setz dich ganz bequem hin. Deine Arme kannst du gerne in deinen Schoß oder auf deine Oberschenkel legen.
- Schließ deine Augen und atme etwas tiefer aus, als du es sonst tun würdest.
- Wandere mit deiner Aufmerksamkeit zu deiner Atmung. Vielleicht merkst du schon, wie dein Atem tiefer und gleichmäßiger wird. Wie dein Atem auch deinen Geist beruhigt und wie die Gedanken langsam zur Ruhe kommen.
- Mit jedem Ausatmen lassen deine Muskeln noch etwas los. Und vielleicht nimmst du auch schon wahr, wie die erste Anspannung deinen Körper verlässt. Wie deine Muskulatur weicher und gelöster wird. Lass Ruhe in deinen Körper einkehren.
- Und während sich dein Körper noch weiter entspannt, kannst du nun in deiner Vorstellung eine kleine Reise machen.

- Mach dich auf die gedankliche Reise an einen Ort, an dem du dich so richtig wohl, sicher und geborgen fühlst.
- Das kann ein Ort aus der Vergangenheit sein, an dem du schon einmal warst. Eine Gegend, die für dich eine besondere Bedeutung oder Ausstrahlung hat. Es kann aber auch ein Ort sein, der nur in deiner Fantasie existiert – wichtig ist, dass du dich so richtig wohl, sicher und geborgen fühlst.
  Es kann auch ein Platz sein, an den du schon immer einmal reisen wolltest, von dem du schon immer geträumt hast – alles, was dir in deiner Vorstellung guttut, ist erlaubt und darf sein!
- Ganz egal, ob dieser Ort real existiert oder nur in deiner Fantasie – lass ihn zu deinem persönlichen Wohlfühlort werden. Zu einem Ort der Ruhe und Entspannung, an dem du dich wohlfühlst. Sicher und geborgen.
- Nimm dir Zeit dafür, diesen Wohlfühlort aufzusuchen. Nimm dir genau die Zeit, die du brauchst.
- Wenn du ihn gefunden hast, dann sieh dich einfach einmal in aller Ruhe um.
- Was siehst du? Wie sieht es an deinem Wohlfühlort aus?
- Was hörst du? Was fühlst du?
- Kannst du vielleicht auch Gerüche wahrnehmen?
- Was ist für dich das Besondere an diesem Ort?
- Nimm dir bewusst Zeit, diese Gegend zu entdecken!
- Spüre nun die Ruhe und Geborgenheit, die dieser Ort für dich ausstrahlt. Genieße es!
- Nimm diese Ruhe und Geborgenheit nun tief in dich auf. Mit jedem Atemzug kannst du mehr und mehr davon einatmen, bis dein ganzer Körper davon erfüllt ist.
- Nimm dir ruhig die Zeit, tief einzuatmen und dieses wunderbare Gefühl, das dich durchströmt, wahrzunehmen. Lass es zu, nimm es ganz in dich auf.
- Das ist nun dein ganz persönlicher Wohlfühlort – der Ort, an den du immer wieder zurückkehren kannst. Der Ort, der dir Ruhe und Geborgenheit schenken kann.

- Sieh dich noch einmal bewusst um.
- Nimm noch einmal die starke Wirkung deines Wohlfühlortes wahr.
- Spür noch einmal in dich hinein, wie gut dir die Ruhe und Geborgenheit tun, die nun deinen ganzen Körper erfüllen.
- Nimm dieses wunderbare Gefühl mit, wenn du dich nun gut erholt auf den Weg zurück machst.
- Kehre mit der Aufmerksamkeit wieder ins Hier und Jetzt zurück. Nimm noch ein paar kraftvolle Atemzüge und öffne dann die Augen wieder in deinem eigenen Tempo.

Bitte seien Sie geduldig mit sich! Wenn es Ihnen bisher schwergefallen ist, Ruhephasen in Ihren Alltag einzubauen, wird es eine Weile dauern, bis Sie diese neue innere Haltung in Ihr Leben integriert haben. Bleiben Sie offen und überfordern Sie sich nicht gleich!

Achtsamkeit stellt sich nicht über Nacht ein, sondern ist ein Lernprozess, der sich entwickelt.

## Pause machen

Dieser Punkt klingt banal – dennoch sind es oft genau diese selbstverständlichen Dinge, auf die wir in der Hektik des Alltags vergessen! „Pause" bedeutet in diesem Zusammenhang nicht, eine Tätigkeit zu unterbrechen und durch eine andere zu ersetzen, sondern wirklich PAUSE zu machen!

Die meiste Zeit sind wir ununterbrochen beschäftigt. Unsere Gedanken sind vorwiegend schon bei den nächsten Erledigungen, oder wir grübeln darüber nach, was wir in der Vergangenheit besser oder anders hätten machen können. Wäre es nicht schön, wenn Sie in Zukunft Gedanken wie „Ich gönn mir jetzt mal eine kurze Pause" zulassen könnten, bevor Gedanken wie „Ich bin so erschöpft, ich kann einfach nicht mehr" auftauchen?

Um aus diesem Kreislauf auszusteigen und wieder achtsamer im Moment sein zu können, ist die nächste kurze Übung des Innehaltens sehr gut geeignet. Sie brauchen dafür keine Meisterin der Meditation zu sein oder eine lange Zeitspanne einzuplanen! Sie brauchen dazu nicht einmal Ihre aktuelle Tätigkeit zu unterbrechen! Sie unterbrechen nur den Modus des automatischen Funktionierens.

### Einfach mal innehalten

**Dauer: Du darfst dir dafür so lange Zeit nehmen, wie es dir guttut!**

- Halte für einen Moment inne und komm ganz bei dir selbst an.
- Richte deine gesamte Aufmerksamkeit auf das, was du gerade tust und erlebst.
- Nimm diesen Moment bewusst mit allen Sinnen wahr: Was tust du? Was siehst du? Was schmeckst oder riechst du? Was denkst du? Wie ist deine Atmung? Welche Körperempfindungen verspürst du?
- Tauch ganz in den Moment ein.
- Akzeptier den Augenblick und deine Wahrnehmung voll und ganz.
- Versuch, absolut nichts zu verändern. Nimm einfach an, was du empfindest.
- Bewerte deine auftauchenden Empfindungen nicht, sondern begegne dieser Erfahrung mit einer neugierigen, offenen und wertschätzenden Haltung.
- Gerne kannst du deine Wahrnehmung in innere Worte fassen wie z. B.: „So fühle ich mich gerade, dieser Gedanke beschäftigt mich im Moment, im Augenblick fühlt es sich so an ..."
- Nimm deine Gedanken dabei wertfrei an und beschäftige dich nicht weiter mit dem genauen Inhalt.
- Lös dich von der Vorstellung, dass im Moment irgendetwas anders sein sollte.
- Erlaub dir, dass es im Augenblick genau so sein darf, wie es jetzt gerade ist.
- Gesteh dir zu, dass du dich genau so fühlen darfst, wie du dich jetzt gerade fühlst.
- Gestatte dir, genau so zu sein, wie du im Moment bist.

- Öffne dich dem Erleben der Situation und deinen Erfahrungen und Empfindungen – mit allen Sinnen.
- Spür, wie sich durch diese Offenheit dein Erleben von Moment zu Moment verändert.
- Atme bewusst durch und lass deine neugewonnene Erfahrung achtsam in deine weitere Alltagsgestaltung einfließen.

Bauen Sie diese Übung mehrmals täglich als Ritual in Ihren Alltag ein. Das Hineinspüren in den Körper verbindet Sie mit dem gegenwärtigen Moment und erzeugt ein Gefühl von Präsenz, Lebendigkeit und Verbundenheit. Indem Sie die Aufmerksamkeit auf Ihren Körper lenken, stärken Sie die Verbindung zwischen Ihrem Körper und Ihrem Geist. Langfristig kann diese Übung Sie dabei unterstützen, aus automatisch ablaufenden Verhaltensmustern und verinnerlichten Konditionierungen auszusteigen.

## Allein sein dürfen

***Verbringe jeden Tag einige Zeit mit dir selbst.***

Dalai-Lama

**Sandra, 32,** arbeitet in einem großen Konzern. Meistens läuft sie von einem Termin zum nächsten, alles ist perfekt durchgetaktet. Zeit, mal kurz durchzuatmen, hat Sandra kaum. Die Mittagspause wird immer gemeinsam verbracht, weil das Team auf diese Weise Zeit hat, sich gegenseitig schnell auf den neuesten Stand zu bringen.

Für Sandra ist diese Zeit in der Kantine sehr anstrengend. Meistens ist es ziemlich laut und hektisch. Für gewöhnlich fühlt sie sich danach erschöpft und wie erschlagen. Gerne würde sie ihre Mittagspause allein an der frischen Luft verbringen, sich etwas Gesundes von daheim zum Essen mitnehmen und einfach einmal nichts und mit niemandem reden müssen! Sandra fühlt sich oft anders als die anderen, die das „Sehen-und-gesehen-werden"-Spiel in der Kantine lieben und sich freuen, immer auf dem neuesten Stand zu sein, was den Unternehmensklatsch betrifft. Aber was würden die anderen sagen, wenn sie nicht mehr so oft mitginge?

Wenn es Ihnen geht wie Sandra, dann ist es umso wichtiger, darauf zu achten, sich regelmäßig Zeit nur für sich und für den nötigen Rückzug zuzugestehen. Gerade wenn es für Sie anstrengend ist, viel unter Menschen zu sein und Sie vielen äußeren Reizen ausgesetzt sind. Wenn Sie das in Ihrem beruflichen Umfeld nicht ansprechen können oder wollen, weil Sie sich für diesen Schritt noch nicht stark genug fühlen, dann ist es umso wichtiger, wenigstens nicht auch noch Ihre Freizeit bis obenhin mit Terminen und Verabredungen durchzuorganisieren.

Das bedeutet nicht, dass Sie ab nun zur Einsiedlerin werden müssen und einsam und isoliert enden werden! Es bedeutet nur, dass Sie auf Ihre eigenen Bedürfnisse achten! Das Gefühl der Einsamkeit kommt nur dann auf, wenn Sie sich trotz vorhandener Beziehungen zu anderen Menschen nicht anerkannt, nicht dazugehörig oder vielleicht sogar ausgegrenzt oder unverstanden fühlen.

Das Alleinsein hingegen, ist – wenn Sie es selbst wählen – nicht mit dem Gefühl des Ausgegrenztseins oder der mangelnden Zugehörigkeit verbunden. Vielleicht ist es für Sie am Anfang noch etwas ungewohnt, aber es entspricht einem Gefühl der Freiheit, dem Gefühl, sich mit sich selber wohlzufühlen und gerne Zeit mit sich zu verbringen.

Die Übung „Deine stille Stunde nur für dich" ist Ihr persönlicher Termin nur mit Ihnen selbst! Und es ist wichtig, dass Sie diesen Termin vorab einplanen, ihn nicht verschieben und ihn auch wirklich einhalten. Nehmen Sie sich diese Zeit für sich und bauen Sie diese Übung fix in Ihren Alltag ein. Idealerweise planen Sie die Übung ein, bevor oder nachdem Sie vielen äußeren Reizen ausgesetzt sind bzw. waren. Das können wichtige berufliche Termine sein, die für Sie mit Anstrengung verbunden sind, aber auch private Unternehmungen mit viel Trubel, wie z. B. Familienfeiern. „Gönnen" Sie sich bewusst diese Übung, um sich etwas von den äußeren Reizen abzuschotten und einmal nur für sich zu sein!

### Deine stille Stunde nur für dich

**Dauer: Eine Stunde**

- Verbring regelmäßig eine Stunde möglichst ohne äußere Reize und nur für dich allein.
- Leg dein Handy einmal zur Seite, schalte den Fernseher ab und gestalte diese Zeit nur für dich und nach deinen Vorstellungen.
- Vielleicht möchtest du ganz gemütlich rausgehen und die Natur genießen?
- Oder am Balkon sitzen und einmal Zeit haben, eine gute Tasse Tee zu trinken?
- Vielleicht hast du ein Hobby, für das du sonst immer viel zu wenig Zeit hast und das du wieder mehr ausleben möchtest?
- Ein interessantes Buch, das schon lange darauf wartet, gelesen zu werden?
- Ein tolles Rezept, das du schon lange einmal nachkochen wolltest?
- Natürlich musst du dich jetzt nicht daheim einsperren, um keinem anderen Menschen zu begegnen – versuch einfach, auch mal ein bisschen für dich zu sein.
- Beobachte, wie es dir dabei geht! Bist du es schon so gewohnt, dich immer hektisch abzulenken? Wie viel Stille ist angenehm für dich? Wirkt sie beruhigend auf dich, hast du das Gefühl, du kannst wieder freier atmen?

Wenn es Ihnen sehr schwerfällt, eine ganze Stunde in Ihren Tagesablauf einzuplanen, dann beginnen Sie mit 20–30 Minuten pro Tag und achten Sie auch hierbei darauf, welche Wirkung diese „Zeit nur für dich" auf Sie und Ihre Stimmung hat. Sie können die Übung in ihrer gesamten Dauer natürlich auch gezielt an zwei Tagen pro Woche einbauen, an denen es für Sie besonders wichtig ist, auf einen guten Ausgleich zu achten.

## „Nein“ sagen dürfen

*Das Wort „Nein“ auszusprechen,*
*ist der erste Schritt zur Freiheit.*

Nicolas Chamfort

**Sibylle, 63,** hat eine Freundin, die lange Zeit schwerkrank war. Aufopfernd hat sie sich um die Freundin gekümmert, hat Lebensmittel für sie eingekauft, immer wieder mal gekocht und auch die wichtigsten Dinge im Haushalt erledigt. War immer zur Stelle mit tröstenden und aufmunternden Worten. Oft haben die beiden abends stundenlang telefoniert; Sibylles Mann hatte natürlich Verständnis dafür, dass sie ihrer Freundin in dieser schweren Zeit beisteht. Doch bei diesen Telefonaten ging es immer nur um die Sorgen der Freundin. Wenn Sibylle kurz von sich erzählen wollte, hat sie als Antwort nur bekommen: „Na, deine Sorgen möchte ich haben!“ oder „Dir geht es ja so gut im Vergleich zu mir!“ oder sogar „Ich würde meine Krankheit sofort gegen deine Migräne tauschen, wenn ich könnte!“ Natürlich konnte Sibylle die Verbitterung verstehen und wollte ihrer Freundin so gut und verständnisvoll wie möglich beistehen. Inzwischen geht es ihrer Freundin gesundheitlich schon wieder viel besser, sie kann bereits vieles selbstständig übernehmen. Doch noch immer ruft sie sehr oft an, um Sibylle stundenlang ihr Leid zu klagen oder zu berichten, was alles sie noch immer nicht tun kann. Langsam merkt Sibylle, dass diese Gespräche sie richtig auslaugen und ihr alle Kraft rauben. Das letzte Mal, als sie wegen Ihrer Migräne nicht abheben konnte, reagierte die Freundin fast vorwurfsvoll, weil Sibylle nicht für sie da war. Was wäre denn, wenn Sibylle mal etwas bräuchte – wäre ihre Freundin dann auch für sie da oder funktioniert diese Freundschaft nur einseitig? Irgendwie fühlt Sibylle sich langsam ausgenutzt, und sie weiß, dass sie das Thema ansprechen sollte.

Auch Ihnen fällt es häufig schwer, „Nein“ zu sagen? Sie ertappen sich dabei, wieder mal viel zu schnell „Ja“ zu etwas oder jemandem gesagt zu haben? Vielleicht merken Sie es auch erst im Nachhinein – wenn Sie sich über sich selbst ärgern –, dass Sie sich dies und jenes auch noch haben aufhalsen lassen?

## „Nein“ sagen fällt Ihnen schwer?

Weil Ihnen Harmonie wichtig ist? Weil Sie vielleicht nie so richtig gelernt haben, Konflikte auszutragen? Weil in Ihrer Stammfamilie Probleme lieber unter den Tisch gekehrt wurden, statt offen darüber zu sprechen? Vielleicht haben Sie auch Angst vor Ablehnung, wenn Sie nicht machen, was (vermeintlich) von Ihnen erwartet wird und Sie andere enttäuschen könnten? Es kann natürlich auch sein, dass das Gefühl, gebraucht zu werden, sich zu Beginn sehr gut anfühlt. Dass Ihnen das Gefühl der Unersetzlichkeit schmeichelt. Bis es dann einfach zu viel des Guten wird und auf Ihre Kosten und zulasten Ihrer Zeit und Gesundheit geht.

Unabhängig davon, was Ihnen hierbei bekannt vorkommt – die Angst vor dem „Nein“ ist ein angelerntes Verhalten aus der Kindheit, das aus Angst vor Liebesentzug entsteht. Die Folge ist, dass Sie sich – statt von vornherein Grenzen zu setzen – über Ihr Gegenüber ärgern, weil es so rücksichtslos Ihre Gutmütigkeit ausnutzt. Damit sind Sie dann in der absolut passiven Opferrolle gefangen. Diesen ganzen Kreislauf können Sie jedoch – wenn Sie es endlich wagen – mit einem einfachen und klaren „Nein“ durchbrechen. Und mit jedem ausgesprochenen „Nein“ stehen Sie immer mehr für sich selbst ein, gewinnen immer mehr an innerer Stärke und werden insgesamt durchsetzungsfähiger. Je mehr Sie es üben, Ansinnen anderer abzulehnen, desto leichter wird es.

Beim Nein-Sagen geht es auch darum, sich selbst als wichtig zu erachten und Ihrem eigenen Urteilsvermögen zu vertrauen. Es bedeutet, Ihre eigenen Bedürfnisse anzuerkennen, Prioritäten zu setzen, gut auf Ihre Zeit zu achten, Ihre Energie richtig einzuteilen, Ihren Standpunkt zu kennen und Ihre Grenzen zu wahren. Es liegt in Ihrer Selbstverantwortung, gut auf sich zu achten.

Auch wenn es am Anfang vielleicht noch ein ganz leises „Nein“ ist – Sie dürfen zu Tätigkeiten oder Menschen, die Ihnen nicht guttun, „Nein“ sagen. Und das selbstbestimmt und ohne schlechtes Gewissen. Das hat nichts mit Egoismus oder Herzlosigkeit zu tun, sondern mit einem selbstfürsorglichen Umgang – und mit einem „Ja!“ zu sich selbst. **Ihre Bedürfnisse sollten für Sie immer wichtiger sein als die der anderen. Das muss so sein, und das ist gut so!**

Sie müssen sich auch nicht immer sofort entscheiden. Es ist auch legitim, einmal zu antworten: „Das muss ich mir noch genauer überlegen" oder „Ich gebe dir morgen Bescheid". Sie dürfen sich die Zeit nehmen, die Sie benötigen, um eine Entscheidung zu treffen und mögliche Argumente dafür oder dagegen abzuwägen. In aller Ruhe zu überlegen, was in dieser Situation wichtiger ist: Ihr persönliches Wohlbefinden, Ihre Zeit oder die Unterstützung des anderen gerade jetzt bei dieser Tätigkeit oder in dieser Situation? Vielleicht dürfen Sie mit etwas Übung sogar einmal etwas ablehnen, wenn Sie dazu überhaupt keine Lust verspüren? Das wäre dann schon „Nein sagen für Fortgeschrittene"!

Wichtig ist darüber hinaus, den Unterschied zwischen der Sache an sich und der Person zu erkennen: Ein „Nein" bedeutet keine Ablehnung der Person, sondern ist ein „Nein" zur Sache, zur Bitte, zum Anliegen.

Übrigens: Wahre Freunde und die, die es gut mit Ihnen meinen, werden sich schnell an Ihre neue Einstellung gewöhnen und Sie dabei unterstützen. Wenn Sie von jemandem beim Klarstellen Ihrer eigenen Bedürfnisse ausschließlich Gegenwind bekommen, dann stellt sich ohnehin die Frage, ob es dieser Person um Sie oder, salopp ausgedrückt, um Ihre Tätigkeit als Lastesel geht.

Bei diesen Zeilen wird Ihnen wahrscheinlich eine Situation einfallen, mit der Sie sich immer wieder konfrontiert sehen. In der Sie gerne „Nein" gesagt hätten oder wissen, es würde Ihnen guttun, es zukünftig zu tun. Die kommende Übung wird Sie dabei unterstützen, Ihrem Gegenüber dieses „Nein" klar zu kommunizieren.

### Vom Ja-Sager zum „Ja zum Ich"-Sager, Teil I

**Dauer: Du darfst dir dafür so lange Zeit nehmen, wie es dir guttut!**

Wie bereits erwähnt, bedeutet jedes „Ja", das du sagst, obwohl du lieber „Nein" sagen würdest, dass du die Bedürfnisse anderer über deine eigenen stellst.

Statt Angst davor zu haben, dich unbeliebt zu machen, legst du nun den Fokus nicht auf die Reaktion des anderen, sondern auf deine Wahrnehmung. Was gewinnst du dadurch, dass du „Nein" sagst?

Bitte überleg dir im ersten Schritt in aller Ruhe, was nun ein „Nein" in dieser Situation für dich bedeutet. Gerne kannst du diese Liste mit eigenen Punkten ergänzen. Je mehr Argumente du dafür findest, „Nein" sagen zu dürfen, desto besser!

Vielleicht bedeutet es, dass du dadurch Zeit gewinnst für Dinge, die dir wirklich am Herzen liegen? Wie z. B.

.......................................................................................................

.......................................................................................................

.......................................................................................................

Oder möglicherweise empfindest du wieder Achtung vor dir selbst, weil du es endlich geschafft hast, dich nicht mehr ausnutzen zu lassen? Wie könnte sich dieses Gefühl anfühlen?

.......................................................................................................

.......................................................................................................

Es kann auch sein, dass ein deutliches „Nein" zum nächsten passenden Zeitpunkt dich dabei unterstützt, zukünftig nicht immer wieder in diese Situation zu kommen. Wenn du es jetzt endlich ansprichst, dann wird es diesen Kreislauf endlich stoppen. Was könntest du dir dabei zukünftig ersparen?

.......................................................................................................

.......................................................................................................

.......................................................................................................

Möglicherweise bedeutet es auch, dass du dir eine Menge Ärger über andere ersparst. Ärger, der dich viel Energie kosten würde. Wofür möchtest du diese Energie lieber einsetzen?

..............................................................................................................

..............................................................................................................

..............................................................................................................

Vielleicht könntest du endlich auch wieder besser schlafen, weil du dich nicht mehr vor der Situation drückst, die du nun schon lange genug mit dir herumschleppst? Welche Auswirkungen hätte das für dich? Körperlich und mental?

..............................................................................................................

..............................................................................................................

..............................................................................................................

..............................................................................................................

..............................................................................................................

Nun haben Sie genug Gründe dafür gefunden, „Ja" zu sich zu sagen! Ihr Kopf ist nun überzeugt und startklar. Durch den zweiten Teil der Übung sollen nun auch noch Ihre inneren Ressourcen gestärkt werden. Als Unterstützung – damit Sie sich zutrauen, dieses „Nein" auch zu kommunizieren. Und das nicht nur in Ihren Gedanken, sondern in der Realität, für Ihr selbstbestimmtes Leben und Ihre Lebensqualität.

## Vom Ja-Sager zum „Ja zum Ich"-Sager, Teil II

**Dauer: Du darfst dir dafür so lange Zeit nehmen, wie es dir guttut!**

- Schließ deine Augen und atme einmal tief ein und aus. Und nun stell dir die Situation, bei der du zukünftig „Nein" sagen möchtest, ganz klar vor.
- Stell dir die Umgebung dieses Gesprächs genau vor: An welchem Ort findet es statt? Stell dir auch die Details vor, z. B. ob es im Sitzen an einem Tisch, im Stehen oder vielleicht auch telefonisch stattfindet.
- Achte darauf, dir noch einmal die Punkte vor Augen zu halten, die du im ersten Teil für dich gefunden hast. Nimm diese noch als Unterstützung mit auf den Weg. Achte darauf, dass du mental eine aufrechte und konsequente Haltung einnimmst und deine Beine gut und stabil auf dem Boden verankert sind.
- Nimm nun deine innere Stärke wahr – du weißt, dass dieses „Nein", das du jetzt aussprichst, ein deutliches „Ja" zu dir selbst sein wird.
- Und dann stell dir vor, wie du in aller Ruhe und Klarheit genau das formulierst, was du sagen möchtest. Wie gelassen du die Worte aussprechen kannst und wie gut es dir tut, ehrlich zu dir und auch zu deinem Gegenüber zu sein. Denk dir auch, wie du auf Worte deines Gegenübers souverän und ruhig eingehen kannst und dabei ganz konsequent bei deinem „Nein" bleibst. Nimm dich in dieser Situation wahr, fühl die Selbstachtung, die gegen Ende des Gesprächs in dir aufsteigt. Spürst du die Freude darüber, alles so klar und deutlich geäußert zu haben? Die Erleichterung, die damit verbunden ist? Nimm nun diese innere Stärke wahr – du darfst auch auf dich stolz sein! Atme nun noch einmal tief durch, verabschiede dich mit einem Lächeln von dieser Position und dann öffne wieder die Augen.
- Spiel diese Übung in Vorfeld mental ruhig öfter durch und versuch, die damit verbundenen Emotionen klar wahrzunehmen. Lass dir Zeit dabei! Konzentrier dich weniger auf den Inhalt, den du vermitteln möchtest, sondern mehr darauf, was du dabei empfindest. Dass es dir dabei gut geht und du dich stark und souverän fühlst! Genau das ist es dann, was du in der entsprechenden Situation nach außen transportieren wirst! Nimm auch die Freude und deine Selbstachtung ganz klar wahr – das sind die Emotionen, die dich in Zukunft bei jedem „Ja zu dir" begleiten werden.

## Ich darf um Hilfe bitten

Zusätzlich dazu, dass Sie „Nein" sagen dürfen, wenn Ihnen etwas nicht zusagt oder Sie etwas nicht machen möchten, dürfen Sie auch um Hilfe bitten. Das hat nichts mit Schwäche zu tun, sondern damit, sorgsam mit Ihren eigenen Ressourcen umzugehen. Sie müssen nicht immer alles allein mit sich selbst ausmachen! Gerade wenn Sie die Tendenz haben, immer für alle anderen da zu sein und sich und Ihre Bedürfnisse ganz weit hintanzustellen, ist es besonders wichtig, zu lernen, wie Sie sich ein Auffangnetz aufbauen.

Doch bevor Sie soweit sind, um Hilfe zu bitten, müssen Sie es sich wert sein, dass Sie überhaupt Hilfe annehmen. Wenn Sie nicht offen kommunizieren, was Ihnen guttun würde oder welche Art von Unterstützung Sie benötigen, dann kann Ihr Gegenüber Ihnen diese Hilfe nicht zukommen lassen. Auch in Beziehungen, die schon lange andauern, kann Ihr Partner noch immer keine Gedanken lesen!

Migräne ist eine „unsichtbare" Krankheit. Das ist auch der Grund, warum sie oft immer noch verharmlost und zu wenig ernstgenommen wird. Viele Personen können sich noch immer nicht vorstellen, wie ein Leben mit Migräne aussieht. Sprechen Sie es ruhig offen an! Mit allen Punkten, die dazugehören. Je offener Sie mit Ihrer Migräne umgehen, desto mehr geben Sie Ihrem Umfeld die Chance, Ihnen gezielte Unterstützung anzubieten.

### Wer ist für mich da? Mein persönliches Auffangnetz

Überlege nun in aller Ruhe, inwiefern dir in Bezug auf deine Migräne Unterstützung wichtig wäre und von welcher Person oder Institution du dir diesen Beitrag oder diese Entlastung wünschen würdest.

- Partner*in, Familienmitglieder, Freund*innen: Fürsorge während eines Migräneanfalls (Hand halten, ablenken, Wasser bringen, nicht reden müssen, zur Notfallapotheke fahren, einfach da sein etc.)

- Nachbar*innen: Entlastung und Hilfe während eines Migräneanfalls zu Hause (Beaufsichtigung der Kinder, Füttern der Haustiere, für Ruhe im Haus sorgen etc.)
- Arbeitskolleg*innen: Entlastung und Hilfe während eines Migräneanfalls im Büro (Termine übernehmen, die Aussagen „Es ist alles gut", „Fahr ruhig nach Hause, keiner ist dir böse", „Du ruhst dich aus, wir schaffen das heute auch ohne dich" etc.)
- Selbsthilfegruppe: (offener Austausch mit anderen Betroffenen im wertfreien Raum, Verständnis erfahren, Mut machen für schwierige Phasen etc.)
- Therapeut*innen/Coach: (kognitiv-verhaltenstherapeutische Interventionen, Schmerztherapie, achtsamkeitsbasierte Entspannungsmethoden, imaginative Verfahren etc.)
- Neurolog*innen: Informationen einholen (Migräneablauf, mögliche Triggerfaktoren, Prophylaxe & Akuttherapie, neue Behandlungsmöglichkeiten etc.)

- ..................................................................................................................

- ..................................................................................................................

- ..................................................................................................................

PRÄVENTION

Welche dieser Ressourcen unterstützt Sie gezielt in Ihrer jetzigen Situation und bei wem könnten Sie sich diesen Rückhalt holen? Bei wem wissen Sie, dass er oder sie Sie unterstützen würde, wenn Sie es nur ansprächen und auch zuließen? Vielleicht freut sich Ihr Gegenüber, einmal etwas für Sie tun zu können? Oft stehen Angehörige sehr hilflos daneben und wissen nicht, wie sie helfen können. **Reden Sie darüber und machen Sie klar, was Sie brauchen. Sie müssen Ihren Migräneanfall nicht immer allein durchstehen!**

## Positive und stabile Grundstimmung

***Nicht was wir erleben,***
***sondern wie wir empfinden, was wir erleben,***
***macht unser Schicksal aus.***

Marie von Ebner-Eschenbach

**Susi, 27,** liegt wie jeden Abend in ihrem Bett und kann nicht einschlafen. Ihr Mann neben ihr schläft schon ganz friedlich, nur ihre Gedanken drehen sich im Kreis. Hoffentlich morgen nicht mit Migräne aufwachen! Gerade morgen ist es doch besonders wichtig, dass sie ausgeschlafen und fit ist. Warum kann sie denn nicht endlich einschlafen? Vielleicht sollte sie noch ein wenig aufstehen und ein Glas Wasser trinken. Aber dann weckt sie wieder ihren Mann auf. Also lieber doch liegenbleiben! Sollte sie mit Migräne aufwachen, kann sie bei dem wichtigen Termin in der Arbeit nicht dabei sein. Und alle werden bemerken, dass sie sich krankgemeldet hat. Schon wieder. Sie will gar nicht an die höhnischen Bemerkungen der einen Kollegin denken: „Na, wieder mal Kopfweh gehabt? Na, ich würde mich das ja nicht trauen, so oft daheim zu bleiben!" An Einschlafen ist nun gar nicht mehr zu denken. Was passiert wirklich, wenn sie schon wieder in der Arbeit ausfällt? Ihr Chef hat ja viel Verständnis, aber ... kann er sie einfach so kündigen? Was ist, wenn sie nicht gleich eine neue Arbeit findet? Wer wird sie denn bitte noch einstellen, wenn sie sagt, dass sie an Migräne leidet? Vielleicht sollte sie auf Teilzeit reduzieren, um mehr Spielraum zu haben. Wäre das eine Möglichkeit? Viele andere Leidensgenossinnen sind komplett berufsunfähig. Aber sie will doch arbeiten! Wie werden sie sich dann das alles leisten können? Und was wird ihr Mann dazu sagen? Sie will doch auch etwas beitragen, sie wollen sich noch so viel aufbauen! Auch an ein zweites Kind haben sie gedacht. Was ist eigentlich, wenn ihre Kinder dann auch so unter Migräne leiden? Migräne soll ja vererbbar sein. Und so kommen ihre Gedanken einfach nicht zur Ruhe, marschieren von einem Thema zum anderen; Susi wird richtig panisch – die Angst vor der Zukunft sitzt so tief!

Wenn es Ihnen auch manchmal so geht wie Susi und Sie in einem solchen negativen Gedankenkarussell gefangen sind, dann kostet Sie das jeden Abend wahnsinnig viel Zeit und Energie. Sie fühlen sich Ihren negativen Gedanken ausgeliefert, empfinden vielleicht sogar Panik oder Atemnot. Es raubt Ihnen auf jeden Fall viel Kraft, die Ihnen dann tagsüber fehlt.

Die gute Nachricht ist: All diese Gedanken existieren nur in Ihrem Kopf! Was ist die Realität in Susis Fall? Sie liegt im Bett, morgen findet ein Termin in der Arbeit statt, und sie und ihr Mann überlegen, ein zweites Kind zu bekommen. Alles andere spielt sich nur in ihrem Kopf ab.

## Mentale Gedankenlenkung

Manchmal über etwas nachzudenken und ins Grübeln zu verfallen, ist normal. Aber bitte werden Sie aktiv, sobald Ihre Gedanken Sie zu sehr belasten und sich nicht mehr stoppen lassen. Nehmen Sie negativ gefärbte Gedanken, Schlafstörungen, Herzrasen und Panikattacken nicht auf die leichte Schulter und lassen Sie diese Beschwerden ärztlich abklären.

Für die Zeit bis dorthin unterstützt Sie folgende Übung, die auch in der Traumatherapie Anwendung findet. Wenden Sie sie an, wenn Sie merken, es würde Ihnen guttun, innerlich ruhiger zu werden.



### Fünf Dinge zur Beruhigung

**Dauer: Du darfst dir dafür so lange Zeit nehmen, wie es dir guttut!**

- Du kannst diese Übung in jeder Körperposition durchführen. Versuch, tief durchzuatmen und den Körper in eine entspannte Haltung zu bringen, soweit es dir jetzt möglich ist.
- Richte dann die Aufmerksamkeit auf deine Umgebung, als ob du sie das erste Mal sehen würdest. Zähl nun fünf Dinge auf, die du siehst. Das kann ein Tisch sein, das Wasserglas ... nimm das Erste, das dir ins Auge fällt. Wenn es

dir möglich ist, sprich es auch laut aus: „Ich sehe einen Tisch …" Ansonsten kannst du es gerne innerlich für dich formulieren. Verweile kurz bei den genannten Gegenständen und nimm sie bewusst wahr. Es ist gleichgültig, was du auswählst - entscheidend ist, dass du deine ganze Aufmerksamkeit darauf lenkst.

- Sobald du fünf Dinge leise aufgezählt hast, nimm fünf Dinge wahr, die du hörst, und zähle auch sie laut oder nur für dich auf: „Ich höre die Vögel zwitschern, das leise Surren eines Elektrogerätes …" Verweile auch hier einen kurzen Augenblick bei jedem Geräusch - auch wenn es dir noch so vertraut ist. Nimm es wahr, als ob du es das erste Mal hören würdest.
- Wenn du merkst, dass du weitere Beruhigung brauchst, dann kannst du die Übung in der Weise fortsetzen, dass du immer ein Ding weniger, nun also vier Dinge nennst, die du siehst und hörst, und dann immer weiter herunterzählst bis zu einem Ding. Idealerweise nimmst du dabei immer neue Dinge wahr; sollte das in deinem Umfeld gerade nicht möglich sein, dann wiederhol einfach die bereits genannten Gegenstände und Laute.



S. 132–153

Die vorliegende Übung unterstützt Sie, wenn Sie das Gefühl haben, Ihre Gedanken nicht mehr unter Kontrolle zu haben und Panik aufsteigen zu spüren. Weitere Übungen, die Sie dabei unterstützen, mit belastenden Gedanken umzugehen, finden Sie im Kapitel **„Ein Gewitter zieht auf"**.

## Fokuslenkung

***Das Leben ist bezaubernd, man muss es nur durch die richtige Brille sehen.***

Alexandre Dumas der Jüngere

Wenn es uns schlecht geht und die Migräne unser Leben wieder mal fest im Griff hat, neigen wir dazu, die schönen, angenehmen Dinge nicht mehr wahrzunehmen. Es kann sein, dass auch Ihre Welt in diesen Phasen in einem Grau in Grau versinkt. Dass sich alles nur mehr um Schmerzen dreht und um Gedanken wie „Bitte, lass es einfach nur irgendwie vorbeigehen!"

Gerade für die Überbrückung dieser Zeiten kann es hilfreich sein, die Wahrnehmung auf die positiven, erhellenden Momente in Ihrem Tag zu lenken. Und jeder Tag hat schöne Momente, auch wenn es ein Tag mit Migräne sein sollte! Das bedeutet nicht, dass Sie sich einreden sollen, dass es Ihnen gut geht. Es bedeutet nur, dass Sie offen sind für die schönen Augenblicke im Leben. Erst dann können Sie diese wertvollen Momente wertschätzen, dankbar dafür sein und auch Kraft daraus schöpfen!

Kaufen Sie sich ein schönes Notizbuch. Es wird ab jetzt Ihr Begleiter sein. Ihr persönliches Schöne-Momente-Tagebuch. Halten Sie darin jeden Abend zwei schöne, bereichernde Momente des Tages fest. Das können ganz kleine, persönliche Augenblicke sein wie fröhliches Vogelzwitschern in der Früh, ein nettes Gespräch mit der Nachbarin oder auch ein persönlicher Erfolg wie „Ich bin heute mit Migräne aufgewacht, aber ich bin nicht sofort total verzweifelt, sondern ich habe überlegt, was ich jetzt bewusst tun könnte, damit es mir bessergeht!"

### Das Schöne-Momente-Tagebuch

Falls du jetzt nicht sofort ein schönes Heftchen zur Hand hast, nutz doch gleich die folgenden Zeilen und denk an gestern zurück: Was hat dir gestern gutgetan, was war positiv für dich? Was hat dich bestärkt, dich fröhlich gestimmt?

.......................................................................................................

.......................................................................................................

.......................................................................................................

Genau diese Momente werden dich dann unterstützen, wenn du das Gefühl hast, dein Leben besteht nur noch aus Migräne, passivem Leiden und Abwarten, bis es vorbeigeht. Genau dann hast du die Möglichkeit, dieses Heftchen durchzublättern und wieder zu erkennen, dass das Leben viel mehr Positives bietet, als du gerade wahrnimmst.

Vielleicht möchtest du auch einen Schritt weiter gehen und Muster darin erkennen? Welche Momente finden sich immer wieder in deinem Heftchen? Ist es die Natur, die dir Kraft gibt? Oder ein bisschen Spontaneität? Haben deine schönen Momente vielleicht etwas mit Genuss zu tun? Mit dem Gefühl von Freiheit?

Wäre es nicht schön, diese kleinen Momente stärker in deinen Alltag einzubauen?

## Umgang mit Emotionen



***Es geht nicht darum, die Gefühle aus dem Kopf zu bekommen oder sie darin zu verstecken, sondern darum, sie mit Akzeptanz zu durchleben.***

Carl Rogers

Wir haben in unserer Kindheit meistens gelernt, dass wir lieb und brav zu sein haben. Dass es sich nicht gehört, unsere Emotionen zu zeigen. Vielleicht legen Sie nun, obwohl Sie erwachsen sind und selbst entscheiden können, „was sich gehört", noch immer dieses Verhalten an den Tag. Das führt oft dazu, dass wir immer kontrolliert sein wollen, um nur ja nicht zu zeigen, wie es tief drinnen in uns aussieht. Aber was glauben Sie, wo gehen all die Emotionen hin, die auftauchen, aber nicht willkommen sind? Wenn Sie nicht gelernt haben, Sie abzubauen und auf eine positive Art auszudrücken, werden sich diese Emotionen gegen Sie selbst richten. Sie werden den Ärger einfach herunterschlucken - aber das ändert nichts.

Menschen haben ganz unterschiedliche Methoden, um Emotionen abzubauen; der eine ist stundenlang mit seinem Rennrad unterwegs, um sich abzureagieren und sich zu „spüren", ein anderer gönnt sich zwei oder mehr Gläser Wein zum Stressabbau, und auch die heimlich genaschte Schokolade am Abend kann nicht wirklich darüber hinwegtäuschen, dass hier vielleicht Emotionen dahinterstecken, die sich nicht zeigen dürfen. Wie ist Ihr Umgang mit Emotionen? Wollen Sie sie überhaupt wahrnehmen oder werden Gefühle als etwas Lästiges einfach beiseitegeschoben? Das wäre sehr schade, weil Sie sich damit natürlich auch um positive Emotionen wie Fröhlichkeit, Ausgelassenheit, Genuss, Sinnlichkeit usw. bringen, die ebenfalls alle gelebt werden wollen!

Bei der folgenden Übung geht es darum, Emotionen, die im Berufsalltag oder im Privatleben auftauchen, nicht zu verdrängen, sondern kanalisiert auszudrücken. Das gibt Ihnen die Möglichkeit, Emotionen und den damit verbundenen Stress und Druck rasch abzubauen und danach wieder fokussiert und klar Ihrer Beschäftigung nachzugehen. Sie dient Ihnen dazu, sich von der belastenden Situation abzugrenzen. Damit umgehen Sie auch die Gefahr, dass Sie noch lange darüber nachdenken und sich ärgern. Daher dient diese Übung nicht nur der Zeitersparnis, sondern sorgt auch für eine positive mentale Grundstimmung.



### Stressabbau „on the go"

**Dauer: Du darfst dir dafür so lange Zeit nehmen, wie es dir guttut!**

Diese Übung besteht aus drei Schritten, die du hintereinander im Stehen durchführst:

- Der erste Schritt, **„Raus damit!"**, dient dazu, Stress und Anspannung herauszulassen. Was machen kleine Kinder, wenn ihnen etwas nicht passt? Bevor man ihnen beibringt, sich nicht „so aufzuführen"? Sie stampfen mit dem Fuß auf, gestikulieren wild, und meist ist auch anhand ihrer Lautstärke klar erkennbar, dass ihre Laune gerade nicht die beste ist. Mach genau das nach!

Komm in Bewegung, werde körperlich aktiv, stampf mit deinen Füßen, atme dabei laut aus, oder vielleicht möchtest du auch deinem Ärger verbal freien Raum geben. Lass den ganzen Ärger heraus! Nimm dir wirklich die Zeit, die du brauchst, um all den Ärger, die Wut, alle Emotionen zu spüren und abzubauen. Es kann sein, dass du diesen Teil als anstrengend empfindest, gerade dann, wenn es eine neue Erfahrung für dich ist.

- Der zweite Schritt, **„Komm ganz zu dir!"**, unterstützt dich dabei, innerlich wieder ruhiger zu werden, dich zu zentrieren, deine Mitte und deine Balance zu finden. Achte darauf, einen stabilen Stand einzunehmen und eine aufrechte, positive Haltung zu finden. Gerne kannst du auch deine Hände auf die Bauchmitte legen und bewusst in den Bauch atmen. Dieser Teil der Übung muss nicht lange dauern. Konzentrier dich dabei nur darauf, ruhiger, stabiler und geerdeter zu werden.
- Im dritten Schritt, **„Wie geht's weiter?"**, konzentrierst du dich auf deine nächsten Schritte. Was wirst du nun als Nächstes tun? Ganz unabhängig davon, ob du die vorherige Situation gleich lösen kannst, dich gleich für etwas entscheiden oder reagieren musst, oder ob es nur darum geht, deiner Beschäftigung wieder in aller Ruhe und mental gestärkt nachzugehen. Visualisier diese nächste Zeit, lass sie vor deinem geistigen Auge ablaufen. Stell dir vor, wie du klar und fokussiert, mental stark und stabil deiner Tätigkeit nachgehst.

Wie fühlst du dich nach dieser Übung? Leichter, freier, wieder bereit, klar zu denken und Entscheidungen zu treffen? Stark genug, um deiner Routine nachzugehen? Es kann auch sein, dass dich der erste Teil der Übung etwas erschöpft hat – nimm es als gutes Zeichen, dass du dich von viel Ballast befreit hast, den du sonst noch viel länger mit dir herumgeschleppt hättest!

# Abgrenzung

***„Stress, Angst und Depression entstehen, wenn wir versuchen, es anderen recht zu machen.***

Paulo Coelho

Jeden ersten Sonntag im Monat kommen die Schwiegereltern von **Nadja, 47,** zum Mittagessen und danach zu Kaffee und Kuchen zu ihr und ihrer Familie nach Hause. Das ist nun schon lange so Tradition, und es findet nur einmal im Monat statt. Nadja und ihr Mann hätten sich ohne die finanzielle Unterstützung der Schwiegereltern das schöne Haus, in dem sie jetzt seit drei Jahren leben, nie leisten können. Ganz klar, Nadja ist auch sehr dankbar und möchte niemanden verletzen – aber die Treffen sind sehr anstrengend. Ständig kritisiert die Schwiegermutter irgendetwas – sei es das Essen, über das Nadja sich jedes Mal wirklich lange Gedanken macht, was denn allen schmecken könnte, sei es die Sauberkeit des Hauses, sei es Nadjas Kleidungsstil oder die Manieren oder Noten der Kinder. Diese Liste könnte Nadja noch lange fortsetzen. Irgendwie ist immer sie an allem schuld. Dabei ist sie doch wirklich mehr als nur Köchin und Putzfrau! Jahrelang hat sie versucht, ihren Schwiegereltern alles recht zu machen – aber irgendwie gelingt ihr das wohl nicht so richtig. Am liebsten erzählt sie so wenig von sich, wie nur irgendwie möglich, gibt allen recht, versteckt sich in der Küche und bringt das Treffen mühsam hinter sich. Wenn sie mit ihrem Mann darüber reden möchte, dass sie sich nicht akzeptiert fühlt, sagt er bloß: „Das bildest du dir nur ein", „Sei doch bitte nicht so empfindlich" oder „Du weißt ja, wie sie sind". Das hilft Nadja natürlich nicht weiter – sie würde sich sehr wünschen, dass er mehr für sie einsteht oder sie bei ihren Eltern verteidigt. Sie hat sogar schon einmal versucht, die Treffen auf „sicheren Boden" in ein nettes Lokal in der Nähe zu verlegen. Aber dort waren ihrer Schwiegermama zu viele Gäste. Außerdem stichelte sie danach bei ihrem Sohn, ob Nadja sich etwa zu schade sei, etwas Gutes für die Familie zu kochen. Also finden die Treffen weiterhin bei Nadja und ihrem Mann zu Hause statt. Oft fühlt Nadja sich danach total erschöpft und kraftlos oder ärgert sich über besonders kränkende Bemerkungen. Am Abend kann sie oft richtig spüren, wie die Migräne langsam, aber unaufhaltsam ihren Lauf nimmt.

Kennen Sie das? Sie sind gut gelaunt, und dann kommt ein Anruf von einer Bekannten. Oder Sie treffen jemanden zufällig im Supermarkt. Manchmal reicht einfach schon die Bemerkung einer Freundin, und Sie fühlen bei dem Gespräch, wie Ihnen buchstäblich der Boden unter den Füßen weggezogen wird. Wie Sie auf einmal keine Energie mehr haben, sich selbst plötzlich weniger wert fühlen. Wenn Ihnen das bekannt vorkommt, dann sollten Sie einmal darüber nachdenken, ob Ihnen diese Personen guttun, ob Sie sich besser für solche Treffen wappnen können bzw. den Kontakt reduzieren oder ganz abbrechen sollten. Nicht jede Beziehung ist es wert, sie dauerhaft und um der alten Zeiten willen aufrechtzuerhalten!

Beziehungen dieser Art werden als „toxisch" und die dazugehörige Person als „Energieräuber" bezeichnet. Aber wie stellen Sie nun fest, ob eine Person Ihnen guttut oder nicht?

- Sie haben das Gefühl, Sie können nichts richtig oder gut genug machen. Egal, wie sehr Sie sich bemühen und sich sogar für die andere Person verbiegen. Die Folge davon ist: Sie können sich nicht authentisch verhalten, werden immer „kleiner", und das Selbstwertgefühl leidet stark darunter. Sie stimmen vielleicht sogar zu, auch wenn Sie anderer Meinung sind, nur um die Harmonie zu wahren.
- Sie haben das Gefühl, Ihre Meinung zählt nichts oder Sie als Person sind unwichtig, weil Sie kaum zu Wort kommen oder ständig unterbrochen werden und weil das Gespräch einseitig verläuft. Es kostet Sie viel Energie, kurz das Wort zu haben. Und Ihr Gegenüber wird schnell einen Weg finden, wieder die gesamte Aufmerksamkeit auf sich und seine Themen zu lenken. Sie erleben sich als passiv. Sie fühlen sich nach dem Kontakt wie erschlagen. Als Folge werden Sie keine eigene Meinung mehr äußern oder verstummen.
- Sie fühlen sich in Gegenwart der betreffenden Person immer angespannt und auf der Hut vor einem neuen verbalen Angriff. Das ist wahnsinnig an-

strengend für Sie, denn dabei ist keine fröhliche, leichte Atmosphäre möglich. Sie haben das Gefühl, keine Luft zum Atmen zu haben, sich auf „Samtpfoten" bewegen zu müssen, um Ihrem Gegenüber nur ja keine Gelegenheit für einen Angriff zu geben. Die Themen der Gespräche sind meistens sehr oberflächlich; lieber wird über andere, nicht anwesende Personen gesprochen, um sich nicht tiefer miteinander auseinandersetzen zu müssen. Die Inhalte sind generell negativ besetzt und pessimistisch ausgerichtet.

- Sie haben das Gefühl, sich nicht verändern oder wachsen und sich entfalten zu dürfen. Sie haben keine Möglichkeit, über Ihre Wünsche und Träume zu sprechen. Sollten Sie es versuchen, erhalten Sie keine Unterstützung, sondern werden eher belächelt und ernten Spott.
- Sie haben das Gefühl, nie über etwas zu entscheiden. Vielleicht fällt Ihnen das am Anfang nicht so auf, da es sich nur um Kleinigkeiten handelt wie die Auswahl des Lokals, in dem Sie sich treffen, das Fernsehprogramm oder die Zeiten des Telefonats usw., aber dann werden es immer mehr und bedeutendere Dinge in Ihrem Leben, von denen Ihr Gegenüber zu wissen glaubt, wie sie am besten zu handhaben seien.
- Sie haben das Gefühl, keinen Veränderungsvorschlag oder auch nur den leisesten Anflug von Kritik äußern zu dürfen. Wie auch immer die Reaktion darauf im Detail aussieht – Sie werden mit Liebesentzug und „Schmollen" bestraft. Das nennt man emotionale Erpressung. Damit werden Sie in die Sünder-Rolle gedrängt. Man gibt Ihnen das Gefühl, dass Sie es wieder gut machen, sich entschuldigen und nachgeben müssen, bis Ihnen Ihr Gegenüber großherzig verziehen hat, dass Sie wieder „zur Vernunft gekommen" sind. Daher ist auch keine Weiterentwicklung der Beziehung möglich, denn es wird jede Veränderung im Keim erstickt.

Egal, welche Punkte davon auf eine konkrete Bekanntschaft, Freundschaft oder Beziehung zutreffen, es handelt sich eindeutig nicht um Kontakt auf Augenhöhe. Hier werden Sie keine Wertschätzung oder Unterstützung erfahren können.

## Und tschüss!

**Sie müssen nicht in solchen Beziehungen verharren.** Freundschaften können sich im Laufe eines Lebens in verschiedene Richtungen entwickeln. Wenn Sie nicht an Bekanntschaften festhalten, die Ihnen mehr Kraft nehmen als geben, schaffen Sie auch Zeit und Raum für schöne, neue, bereichernde Begegnungen. Für Beziehungen, in denen Sie Freiraum haben, aber auch echte gegenseitige Unterstützung erfahren! Mit Personen, bei denen Sie so sein können, wie Sie sind – in all Ihren Facetten! Personen, bei denen Sie nicht immer erst überlegen müssen, was Sie sagen und wie Sie sich verhalten. Bei denen Sie einfach sein können.

### Wer tut mir gut – und wer nicht?

**Dauer: Du darfst dir dafür so lange Zeit nehmen, wie es dir guttut!**

- Geh deinen Bekannten- und Freundeskreis, dein berufliches Umfeld, aber auch deine Familienmitglieder durch. Mach eine bewusste Liste und überlege bei jeder Person:
  „Wie fühle ich mich, wenn ich mit dieser Person Kontakt habe oder an sie denke? Gestärkt, freudig und positiv? Würde ich gerne mehr Zeit mit dieser Person verbringen oder den Kontakt intensivieren? Oder spanne ich mich schon beim Gedanken an diese Person innerlich an und schaudere bei der Vorstellung, wie sie sich beim nächsten Kontakt verhalten wird?"
- Lass diese Gefühle zu. Auch wenn es sich um wichtige Personen handelt, die sich in deinem engsten Umfeld befinden. Es geht hier einmal nur um die Wahrnehmung.
- Welche Kontakte möchtest du auslaufen lassen? Bei welchen hast du nur um der guten alten Zeiten willen den Kontakt noch weiter aufrechterhalten, oder weil die betreffende Person „ja sonst niemanden hat" oder aus welchen Gründen auch immer?
- Vielleicht erkennst du ja auch ein Muster? Dass sich solche Personen immer wieder in dein Leben „einschleichen"? Dass du immer wieder auf solche Per-

sonen triffst? Woran könnte das liegen? Was sollte dir das sagen? Wie könntest du das endgültig beenden?

- Mit welchen Personen möchtest du den Kontakt intensivieren? Wieder einmal anrufen? Wen hast du in deinem Bekanntenkreis, bei einem Sportkurs oder im beruflichen Umfeld sehr sympathisch gefunden, aber bisher nie Zeit gehabt, einmal ein Treffen vorzuschlagen? Mit wem teilst du ein gemeinsames Hobby? Wen hast du vielleicht bei einer Veranstaltung kennengelernt, mit dem du irgendwie auf einer Wellenlänge warst?
- Wie geht es dir dabei? Ist es positiv und befreiend, Altes loszulassen? Das abzulegen, was dich behindert und belastet? Freiheit in deine Entscheidungen zu bringen? Neues aufzubauen?

Wie können Sie sich nun von solchen „negativen" Menschen lösen? Den Kontakt ganz abzubrechen, ist bei loseren Bekannten natürlich einfacher. Wenn es sich z. B. um Familienmitglieder oder Arbeitskolleg*innen aus dem engeren Kreis handelt, hilft es nur, den Kontakt einerseits so weit wie möglich zu reduzieren, andererseits aber auch Grenzen aufzuzeigen. Es mag nicht immer als höflich angesehen werden, wenn Sie sich mitten im Gespräch entschuldigen und weggehen, und Sie können auch nicht immer auf Verständnis der Umgebung hoffen. Aber letztlich ist Ihr Wohlbefinden wichtiger als die Meinung Ihrer Umgebung.

„Toxische" Menschen benötigen ihre Bühne, sei es zum Jammern oder Bewundertwerden. Sobald Sie nicht mehr zur Verfügung stehen, werden Sie einfach ersetzt! Sobald Sie aussteigen und dieser Person nicht mehr geben, was sie zu brauchen scheint, sind Sie uninteressant. Wenn Sie sich irren und jemandem doch wichtig sind, dann geben Sie ihm durch einen Rückzug oder das Setzen Ihrer eigenen Grenzen die Möglichkeit zu einer Verhaltensänderung.

Auch wenn Sie nun beginnen, positive Beziehungen aufzubauen, die Ihnen guttun, wird es dennoch Kontakte geben, die Sie nicht einfach vermeiden können. Vor allem wenn es sich um das berufliche oder das familiäre Umfeld handelt. Wie können Sie sich beim Kontakt mit diesen Menschen schützen?

## Mein mentaler Schutz

**Dauer: Du darfst dir dafür so lange Zeit nehmen, wie es dir guttut!**

Was wäre, wenn du eine Schutzhülle hättest? Eine, die dich zuverlässig vor verbalen Attacken, Wutausbrüchen, tränenreichen Szenen, abschätzigen Blicken und allen anderen Störungen schützt, die dir das Leben oft so schwermachen? Eine Schutzhülle, die du immer verwenden kannst, wenn du sie gerade brauchst?

### Kreation der Schutzhülle

- Erschaff dir nun genau so eine Schutzhülle nach deinen Vorstellungen. Deiner mentalen Vorstellungskraft sind keine Grenzen gesetzt.
- Stell dir vor, dass du dich immer in deine Schutzhülle hineinstellen oder sie wie einen überdimensionalen Regenschutz einfach von oben rasch überziehen kannst. Sie sollte auf jeden Fall schnell zur Verfügung stehen.
- Dein Schutz sollte aus einem angenehmen Material sein, dir genug Bewegungsfreiheit lassen und natürlich so gestaltet sein, dass du gut sehen und sprechen kannst. Du solltest alles ganz natürlich ausführen können, wie immer. Für dein Gegenüber ist deine Schutzhülle ja nicht sichtbar.
- Überleg dir auch, ob sie nur gewisse Körperregionen schützen soll oder ob es für dich am sichersten ist, ganz darin eingehüllt zu sein. Vielleicht möchtest du das Material an jenen Stellen, wo dich die Angriffe von außen immer besonders treffen – vielleicht in der Herz- oder Bauchregion – noch zusätzlich verstärken? Sicher ist sicher!
- Vielleicht möchtest du auch noch eine besondere Farbe oder ein spezielles Design wählen? Ein Symbol, das dir immer wieder Kraft gibt? Wie ein Superheld seinen Anzug, gestaltest du deine Schutzhülle!

### Praxis-Check

- Wenn du dir deine ganz persönliche Schutzhülle erstellt hast, dann mach gleich den Praxis-Check! Verwende sie unverzüglich und nimm wahr, was sie mit dir macht! Gibt sie dir Kraft, lässt sie dich Zuversicht spüren? Ist das Material belastbar genug und kannst du alles mit ihr machen, was du möchtest?

Erprob nun den Alltagstest und mach dich mit deiner Schutzhülle vertraut! Ist sie einfach in der Handhabung? Möchtest du noch etwas verändern oder verschönern? Dann hast du jetzt die Gelegenheit dazu!

- Wenn du den Alltagstest gemacht hast, dann versuch diese Übung zuerst mehrmals am Tag in Situationen, in denen du deine Schutzhülle nicht unbedingt brauchen würdest. Du machst dich dadurch besser mit ihr vertraut und sie gibt dir mehr Sicherheit und Stabilität, wenn die Situation es wirklich erfordert. Und vor allem bleibt sie dir gut in Erinnerung, damit du im Eifer des Gefechts nicht darauf vergisst.

**Mentale Belastungsprobe**

- Wenn du das Gefühl hast, deine Schutzhülle und du, ihr seid schon ein gutes, eingespieltes Team, dann stell dir eine Situation vor, die dich belastet und dir normalerweise den Boden unter den Füßen wegziehen würde. In der du dich immer irgendwie angespannt oder unwohl fühlst. In der du immer wieder einer „toxischen" Person ausgesetzt bist. Kurz gesagt: in der du ab jetzt deinen Schutz verwenden möchtest!
- Versetz dich mental in diese Situation hinein, nimm auch dein Gegenüber und die von dir gewählte Situation wahr. Und nun begib dich in deine Schutzhülle, achte darauf, dass sie dich wirklich überall umgibt, wo es für dich notwendig ist. Und nun nimm wahr, wie sie dich unterstützt, wie sie alles abschirmt oder abprallen lässt, was von außen negativ auf dich einwirkt.
- Wie fühlst du dich? Sicher, geschützt, stabil und trotzdem flexibel?
- Ist deine Schutzhülle in dieser Situation stark genug?
- Möchtest du für dich noch einen Gedanken finden, der dich zusätzlich stärkt? Wenn ja, dann überleg, welche Formulierung das sein könnte.
- Gerne kannst du innerlich, in deiner Schutzhülle, noch eine stärkende Powermusik abspielen? Wenn ja, welche Melodie könnte das sein?
- Spiel einfach mit diesen Gedanken. Wenn deine Schutzhülle auch ohne zusätzliche Stärkung und Musik Schutz genug bietet, ist das wunderbar!

- Verlasse dann mental diese Situation und achte darauf, tief durchzuatmen und dich etwas abzuschütteln, bevor du dich deiner nächsten Tätigkeit zuwendest. Trink ruhig auch ein Glas Wasser.
- Üb auch diesen Teil mehrfach und nimm dabei immer wahr, was für einen zuverlässigen Schutz du dir selbst gestaltet hast!

**Reale Belastungsprobe**

- Nachdem deine Schutzhülle nun schon ein vertrauter Begleiter geworden ist, bist du bereit, sie auch in realen Situationen anzuwenden. Bitte lass dir für die ersten Schritte wirklich etwas Zeit und übe mehrfach! Irgendwann wirst du sie ganz automatisch anwenden!
- Wenn du schon vorher weißt, dass eine solche Situation bald eintreffen wird, dann nimm die Schutzhülle ruhig schon vorsorglich in Betrieb. Geh also schon geschützt in die Situation hinein.
- Wenn sich die Belastungssituation spontan ergibt, dann atme tief durch und begib dich bewusst in deine Schutzhülle. Nimm sie bewusst wahr und lass sie einen Moment auf dich wirken. Spür, dass sie da ist. Dass sie dich schützt und dir Sicherheit gibt. Lass alles so ablaufen, wie du es im Vorfeld für dich geübt hast.
- Verlass nach der realen Situation deine Schutzhülle ganz bewusst wieder und bedanke dich bei ihr für die Sicherheit, die sie dir gegeben hat. Wenn du noch kleine Änderungen für das nächste Mal vornehmen willst, dann mach das! Deine Schutzhülle darf sich auch verändern und anpassen. Das sollte sie sogar.
- Ab nun kannst du sie auch für jede Situation verwenden, in der du Halt und Schutz benötigst.

Sie haben sich nun ausführlich damit beschäftigt, was Lebensqualität für Sie bedeutet. Haben Klarheit in Ihr Wertesystem gebracht. Auch die Stärkung der Körperwahrnehmung, Überlastung vorzubeugen und einen positiven Umgang mit belastenden Emotionen zu entwickeln, bringt Sie in eine stabile mentale Grundstimmung.

## Ich darf mir selbst etwas Gutes tun

***Glück entsteht oft durch Aufmerksamkeit in kleinen Dingen.***

Wilhelm Busch

Wann haben Sie sich eigentlich das letzte Mal selbst etwas Gutes getan? Etwas nur für sich gemacht? Sich etwas gegönnt? Ich spreche nicht unbedingt von etwas Materiellem, sondern davon, sich Zeit für sich zu nehmen, etwas für Ihre Entspannung, Ihren Genuss oder Ihr Wohlbefinden zu tun. Falls das schon etwas länger her ist, dann sollten diese schönen Dinge wieder mehr Einzug in Ihr Leben finden! Hier finden Sie ein paar Anregungen:

- Am besten kann ich wieder Kraft tanken, indem ich ...
- Wirklich Spaß macht mir ...
- Um mich so richtig zu verwöhnen, könnte ich ...
- Was ich schon lange machen wollte, ist ...
- So richtig unbeschwert bin ich ...
- Glück empfinde ich, wenn ich ...
- Besonders sinnlich fühle ich mich, wenn ...
- Meinen Körper mag ich besonders, wenn ...

Wenn Sie Unternehmungen gefunden haben, die Ihnen Freude bereiten, dann nehmen Sie danach Ihren Terminplaner und überlegen Sie ganz konkret, welche davon Sie noch in dieser Woche oder am Wochenende einplanen könnten. Lassen Sie Ihr Leben nicht von der Alltagsroutine und den vielen täglichen Erledigungen dominieren. Sonst werden Sie nie Zeit dafür finden. Werden Sie aktiv! Wenn diese Tätigkeiten Ihre Familie oder Freunde miteinschließen, dann schlagen Sie diese Unternehmung heute noch vor und überlegen Sie gemeinsam, wann sie am besten umzusetzen ist.

# Ernährung nach TCM (Traditionelle Chinesische Medizin)

**von Pascale Neuens**

In der TCM ist der Fokus darauf gerichtet, die Gesundheit zu erhalten, anstatt – wie im Westen üblich – Krankheiten zu heilen. Die Legende besagt, dass chinesische Ärzte in früheren Zeiten nur bezahlt wurden, solange der Patient oder die Patientin gesund war. Sobald jemand erkrankte, gab es kein Geld mehr für den Arzt.

## Gesundheit – was ist das?

Wir sind so lange gesund, wie wir uns fit fühlen. Wenn das Wohlbefinden sinkt, ist unser Körper aus dem Gleichgewicht geraten und Krankheiten können entstehen. Es ist daher in unserem Interesse, das innere Gleichgewicht – also unsere Gesundheit – möglichst lange aufrechtzuerhalten. Dabei ist die typgerechte Ernährung neben Kräutern, Akupunktur, Massage und Bewegung eine der fünf Säulen der TCM.

### Meridiane und Organe

In der TCM sind den Organen Energielinien zugeordnet, die sogenannten Meridiane oder Funktionskreise. Das heißt, dass die Meridiane zwar die physischen Organe kreuzen, aber „Nierenenergie" nicht mit der Energie des Organes Niere als solche gleichzusetzen ist. Lassen Sie sich daher im Folgenden nicht in die Irre führen: Eine schwache Nierenenergie muss nicht bedeuten, dass Ihre Niere geschädigt ist. Diese Bezeichnungen stehen stellvertretend für den jeweiligen Funktionskreis.

## Gesund bleiben mit gezielter Ernährung

Unser Verdauungssystem mit den Organen Milz und Magen wird in der TCM als „Mitte" bezeichnet. Diese Bezeichnung lässt uns schon ahnen, welch zentrale Stellung die Ernährung einnimmt.

In China können alle TCM-Meister kochen - sie wissen, dass Medizin und Akupunktur nur dann nachhaltig Erfolg zeigen, wenn die Patient*innen ihre Therapie mit einer typgerechten Ernährung unterstützen.

„Du bist, was du isst", sagt man. Und die Werbung erzählt uns, dass wir durch Essen und Trinken mehr Energie bekommen. Die TCM weiß aber: Wir können nur das zu Energie machen, was wir auch umwandeln können. Wie das funktioniert, ist leicht erklärt.

### Der Kochtopf

Stellen Sie sich die Verdauung wie einen Kochtopf vor, der über einer Feuerstelle hängt.

Das Feuer steht für die Nierenkraft. In den Nieren wird die uns zur Verfügung stehende Energie gespeichert. Damit diese Kraft nicht versiegt, muss laufend Energie nachgebildet werden. Dies geschieht, indem Nahrung in den „Topf", also das Magen-Milz-System, gefüllt wird.

Je mehr die Nahrung dabei einem leicht verdaulichen Brei gleicht, desto leichter fällt es unserem Körper, daraus Energie zu bilden.

Die Dämpfe, die vom „Kochtopf" aufsteigen, wandern hinauf zur Lunge und verbinden sich mit der Energie der Atmung. Zusammen mit dieser bilden sie unser Qi - die Lebensenergie -, das wiederum zu den Nieren gesendet und dort gespeichert wird.

Je gröber, fetter oder schwerer bekömmlich der Nahrungsbrei ist, desto mehr Feuer ist notwendig, um ihn zu zersetzen. Je heißer das Feuer ist, desto leichter brennt im „Topf" etwas an. Das Resultat: Statt der feinen Dämpfe, die zur Lunge aufsteigen sollten, entstehen „Feuchtigkeit" und „Schleim" (auch dies sind wieder bildliche Begriffe aus der TCM). Die Energiekanäle werden dadurch blockiert, und wir fühlen uns nach dem Essen nicht aufgeladen und energiereich, sondern müde und erschöpft. Mit der Zeit wird das Feuer immer schwächer, weil die Nierenenergie mehr und mehr nachlässt. Je besser der Verdauungsprozess funktioniert, desto weniger Feuer (Nierenenergie) muss eingesetzt werden, um unsere Energiespeicher zu füllen. Nur wenn diese Speicher voll sind, fühlen wir uns vital und voller Lebensfreude.

Noch einmal zur Erinnerung: Wir sprechen hier nicht über die Organe der westlichen Medizin, sondern über ein System aus Funktionskreisen, die gewissen Organen zugeordnet sind.

## Migräne aus Sicht der TCM

Vorab gesagt: Die folgenden Empfehlungen sind kein Ersatz für einen Besuch beim Neurologen oder der Neurologin, sondern sind als zusätzliche Unterstützung für Menschen mit Migräne gedacht.

Migräne kann aus Sicht der TCM viele unterschiedliche Ursachen haben. Im Unterschied zur westlichen Medizin unterscheidet man in der TCM die Symptome je nach Lokalisation, Zeitpunkt und Charakter des Schmerzes, betrachtet mögliche innere oder äußere Ursachen und klärt „Fülle"- und „Mangel"-Symptome ab. Je nach Diagnose variieren natürlich auch die Therapien und Ernährungsrichtlinien. Einiges lässt sich jedoch für fast alle Formen der Migräne anwenden.



### Allgemeine Migräne-Auslöser

Bedingt durch schlechte Ernährungsgewohnheiten, andauernden Stress, belastende Emotionen, Witterungseinflüsse, zu wenig Schlaf und/oder zu viel Arbeit kann es im Körper zu Stagnationen und Blockaden kommen. Bleibt dieser Stau über einen längeren Zeitraum bestehen, kann sich zudem Hitze bilden. Diese Hitze hat die Tendenz, aufzusteigen, und kann sich dann in Form von Kopfschmerzen oder Migräne äußern.

Anzeichen dafür sind unter anderem:

- einseitiger Kopfschmerz
- verschwommenes Sehen
- Energielosigkeit
- kalte Hände und Füße
- Depressivität
- Verdauungsbeschwerden

Gefördert werden diese Prozesse durch den Genuss von Alkohol, Milchkaffee, Pizza, Pasta, Brotmahlzeiten, Glutamat, Wurstwaren und Kombinationen aus Fettem und Süßem wie z. B. Tiramisu oder süße Cocktails wie Pina Colada.

Besteht zudem Blutmangel oder Feuchtigkeit im Körper (siehe Kochtopf), ist dies dem Wohlbefinden nicht sehr förderlich.

## Ernährungstipps

Regelmäßige, frisch gekochte Mahlzeiten sind wesentlicher Bestandteil einer aus TCM-Sicht gesunden Ernährung. Laut TCM sind überwiegend rohe Lebensmittel der Gesundheit weniger zuträglich – darunter fallen auch Früchte und Gemüse, wenn es die Jahreszeit oder der Körpertyp nicht zulässt. Dem Körper fällt es bei diesen energetisch kalten Lebensmitteln schwer, die nötige Verdauungsenergie aufzubringen. Speziell wenn die Verdauungsenergie schon niedrig ist, wird durch erhöhten Genuss vermeintlich gesunder Lebensmittel wie Salat in großen Mengen oder Südfrüchten die Energie noch weiter sinken. Ein typisches, wenn auch nicht das einzige Symptom dafür ist Durchfall. Ein Zeichen, dass die Milz-Energie zu niedrig ist, um den Verdauungsbrei zu verwerten.

### Empfehlenswert

Rotes und grünes Gemüse, Blattgemüse, Beeren, Algen, Blütentees, Wurzelgemüse, Hirse, Reis und Gerste, darüber hinaus ausreichend frische Kräuter wie

Lorbeer, Rosmarin, Oregano, Thymian, Majoran, Liebstöckel, Basilikum, Kurkuma und Petersilie.

### Reduzieren

Milchprodukte und Brotmahlzeiten, raffinierte Kohlenhydrate wie Zucker und Weizen, Alkohol, Milchkaffee und Naschereien wie Schokolade, Gummibärchen, Chips, außerdem Salate, Joghurt, scharfe Gerichte und Gewürze.

### Vermeiden

Eiskalte Speisen bzw. Getränke wie Cola mit Eiswürfeln, Speiseeis.

## Spezifische Formen der Migräne aus Sicht der TCM

Da Diagnose und Therapie stark vom jeweiligen Konstitutionstyp abhängen, ist ein Besuch bei einem TCM-Arzt oder einer TCM-Ärztin empfehlenswert. Akupunktur und TCM-Kräuter können Sie zusätzlich unterstützen.

### Rebellion der Gallenblase

Migräne kann als „Rebellion der Gallenblase" bezeichnet werden.

Halbseitiger Kopfschmerz und Verspannungen der Nackenmuskulatur werden typischerweise der Gallenblase zugeordnet. Auch das Nervensystem und das Gehirn haben einen starken Bezug zu diesem Funktionskreis. Die Gallenblase unterstützt mit ihrer Energie den Verdauungstrakt, um den Nahrungsbrei vom Magen Richtung Darm zu transportieren. Bei Migräne rebelliert diese abwärts gerichtete Energie, weshalb sich auch das Qi des Magens umdrehen kann. Übelkeit oder sogar Erbrechen sind typische Begleiterscheinungen.

Extreme oder langanhaltende Emotionen wie Ärger und Wut (unabhängig davon, ob sie geäußert oder unterdrückt werden), Enttäuschung, Frust, Sorgen oder die hormonelle Empfängnisverhütung sind ebenfalls häufig eine Ursache von Migräne und Kopfschmerzen.

Es gibt mehrere Ursachen für eine Rebellion der Gallenblase:

- stressbedingte Migräne
- Yang-Überschuss
- Wind-Schleim
- Blutmangel
- Qi-Mangel
- Nieren-Yin-Mangel

## Stressbedingte Migräne

Stress und innere Anspannung blockieren den Qi-Fluss. Dadurch entwickelt sich mit der Zeit Hitze (Yang). Hitze hat die Tendenz, aufzusteigen; es kommt zu Kopfschmerzen.

Die Symptome bessern sich typischerweise bei Entspannung und im Urlaub. Darum steht in der Therapie die Stressreduktion im Vordergrund. Tanzen, Tai-Chi, Qi Gong, Yoga – Bewegung ohne zu große körperliche Anstrengung, die das Qi wieder zum Fließen bringt, ist hilfreich.

Tee-Empfehlung: Pfefferminze.

## Yang-Überschuss

Die Symptome sind pulsierende, trommelnde, fixierte Kopfschmerzen, häufig von Übelkeit und Erbrechen begleitet. Speziell Männer sind von dieser Form von Migräne häufiger betroffen, da sie generell Yang-Typen sind. Typische Anzeichen sind ein hochroter Kopf, Hitzegefühl, Jähzorn, aufbrausendes Verhalten, Bluthochdruck, gerötete Augen, Verstopfung, wenig und dunkler Harn.

### Empfehlenswert

In diesem Fall sind Blattsalate, Rohkost, Artischocken erlaubt – und sogar Kaffee, da diese Lebensmittel durch ihren bitteren Geschmack das Yang absenken und die Hitze ausleiten.

Tee-Empfehlung: Grüner Tee.

### Vermeiden

Nahrungsmittel wie Lammfleisch, scharfe Gewürze, Knoblauch und hochprozentiger Alkohol sowie Rotwein führen dem Körper Hitze zu und sollten daher eher gemieden werden.

## Wind-Schleim

Zu wenig Ruhe in Kombination mit wenig bekömmlicher Nahrung begünstigt die Entstehung von „innerem Wind" und „Schleim". Die Symptome sind chronische stumpfe Kopfschmerzen mit Schwindelgefühl und einem Schweregefühl im Kopf. Von Zeit zu Zeit können akute, starke, pulsierende Kopfschmerzen auftauchen, begleitet von unscharfem Sehen, Benommenheit, Verschlimmerung des Kopfschmerzes am Morgen, Übelkeit, Gefühl der Fülle auf der Brust, Schleim bzw. Knoten im Hals. Typischerweise verschlechtern sich die Beschwerden im Liegen und Symptome wie Übelkeit und Erbrechen stehen im Vordergrund.

Die Bildung von Energie aus dem Nahrungsbrei funktioniert hierbei nicht so gut. Hält dieser Zustand an, kann sich ein sogenannter „innerer Wind" bilden. Dieser kann entlang des Gallenblasenmeridians aufsteigen und Schleim aus dem Verdauungstrakt mit nach oben transportieren. Dies ist eine sehr gefährliche Kombination. Es kann zu Schwindel, Parästhesien oder Sehstörungen kommen. Außerdem besteht ein erhöhtes Risiko für Gefäßverkalkungen, Alzheimer oder Schlaganfälle.

### Empfehlenswert

Eine konsequente Ernährung ist in diesem Fall besonders empfehlenswert. Bei „Wind-Schleim" ist es förderlich, den bitteren Geschmack in die tägliche Ernährung einzubauen: Artischocken, Kurkuma, Löwenzahn oder Rucola-Salat in kleinen Mengen, Bockshornkleesamen, Paprikapulver und alle mediterranen Kräuter wie Rosmarin, Oregano, Basilikum und Majoran.

### Vermeiden
Milchprodukte, Süßigkeiten, Milchkaffee, raffinierte Kohlenhydrate (Pizza, Pasta, Brot usw.) bilden Feuchtigkeit in unserem Körper. Diese Feuchtigkeit belastet und blockiert unsere Verdauung.

## Blutmangel

Frauen leiden häufig unter Blutmangel. Dieser äußert sich in Form von stumpfen Kopfschmerzen, Schwindelgefühl (nach dem Aufstehen vom Sitzen), niedrigem Blutdruck, Blässe, unscharfem Sehen oder Palpitationen (verstärkter und beschleunigter Puls oder Herzklopfen). Weitere Begleiterscheinungen sind trockene Verstopfung, brüchige Haare und Nägel, trockene Augen mit Lichtempfindlichkeit, trockene Haut und spärliche Menstruation. Während oder nach der Regelblutung verschlimmern sich die Symptome oft, da das Blut dadurch zusätzlich geschwächt wurde. Möglicherweise bringt in der Akutphase das Liegen im Dunkeln eine Besserung.

### Empfehlenswert
Tee aus Gojibeeren oder Chrysanthemenblüten.

Auch Kraftsuppen mit Hühnerfleisch und Petersilie, Trockenfrüchte sowie rotes und grünes Gemüse können unterstützen.

### Vermeiden
Bittere Nahrungsmittel wie Kaffee und Blattsalate, sowie grüner und schwarzer Tee sollten gemieden werden.

## Gesteigerte Form: Nieren-Yin-Mangel

Dauert der Blutmangel länger an, kann sich daraus eine chronische Migräneform entwickeln. Die Substanz und die Körperflüssigkeiten (Yin) sind dann sehr geschwächt und der Körper läuft buchstäblich heiß, da die „Kühlflüssigkeit" fehlt. Hitzewallungen, innere Unruhe, Hitze in den Händen und Füßen, Schlafstörungen und eventuell eine Verminderung der Knochendichte können zusätzlich auftreten.

**Empfehlenswert**
Kraftsuppen (vor allem mit Knochen gekocht) und proteinreiche Ernährung wirken nährend. Auch Nüsse, Samen, Fisch und Hülsenfrüchte nähren das Yin.

**Vermeiden**
Zusätzlich zu den bitteren Nahrungsmitteln sollte nun auch auf den scharfen Geschmack weitestgehend verzichtet werden, da dieser das Yin (die Substanz) verletzt und die Ursache verschlimmert.

### Qi-Mangel

Falls wir konstant mehr Energie verbrauchen, als wir uns zuführen und bilden, wird der Energie- und Kraftmangel stärker. Die Energie steigt nicht mehr auf, sondern sinkt ab. Durch diesen Energieabfall kann es zu stumpfen Schmerzen im Bereich des Kopfes oder der Stirn kommen. Diese Schmerzen kommen in Anfällen, werden morgens und durch die Arbeit schlimmer, während sie sich bei Erholung und im Ruhezustand bessern.

## Allgemeine Tipps aus der TCM

Für mich ist Ernährung die Basis der Selbstfürsorge. Während ich koche, stelle ich mir vor, wie sich mein Körper darüber freut und es mir dankt. Dafür stehe ich gerne eine gewisse Zeit in der Küche - das bin ich mir wert. Hinzu kommen nährende Gedanken und Gefühle.

Achten Sie darauf, weniger Zucker und Fertigprodukte und mehr frische, energiereiche Lebensmittel einzusetzen. Sie werden schnell merken, dass Sie sich weniger müde und schlapp fühlen.

Essen wirkt zwar gründlich, aber sowohl positive als auch negative Auswirkungen zeigen sich manchmal nicht sofort. Wenn Sie im heißen Sommer überwiegend viel Rohkost, Eis und kalte Getränke zu sich nehmen, kann sich das im Herbst und im Winter bei „Schmuddelwetter" rächen. Sie sind dann häufiger krank und frieren stärker, als es sein müsste. Essen Sie daher lieber öfter eine gekochte Mahlzeit mit Gemüse oder eine Suppe.

Auch Ihre Nerven werden es Ihnen danken. Sie werden dadurch weniger unter emotionalen Schwankungen leiden und einfach besser drauf sein. Ein ausgewogener Speiseplan versorgt Sie mit allem, was der Körper braucht, bis in die kleinste Zelle hinein.

## Zehn Praxistipps

- warmes Frühstück und so oft wie möglich (selbst-)gekochtes Essen
- wenig Zucker, Weißmehl- und Fertigprodukte, weniger Brotmahlzeiten
- ca. 2 Liter lauwarmes Leitungswasser zwischen den Mahlzeiten
- nach Möglichkeit mehr Suppen, mehr Gemüse essen
- öfter eine kleine Portion bittere Blattsalate (Endivien, Radicchio, Rucola, Löwenzahn, Chicorée ...) zum Mittagessen dazu essen, ansonsten nicht zu viel Rohkost
- Getreide, Hülsenfrüchte und Suppen können immer gut für ein paar Tage auf Vorrat gekocht und im Kühlschrank aufbewahrt werden
- bevorzugte Garmethoden: dünsten, dämpfen, kochen (möglichst saftig kochen, vor allem Suppen und Eintöpfe)
- am Schluss 1 Esslöffel gutes Öl (z. B. Oliven-, Lein-, Sesam-, Kokosöl ...) je nach Geschmack zugeben, auf jeden Fall kaltgepresstes Öl verwenden!
- viele aromatische, frische Kräuter, Zitrusschalen, Sprossen und Gewürze verwenden
- Jede Mahlzeit sollte etwas Eiweiß enthalten. Gute pflanzliche Eiweißquellen: Pilze, Hülsenfrüchte, Nüsse, Sesam, Mohn, Leinsamen, Soja (z. B. Tofu)

## Experimentierfreude und Genuss

Das Auge isst mit. Nehmen Sie sich also Zeit und bereiten Sie Ihr Essen liebevoll zu, richten Sie es schön und appetitlich an. Experimentieren Sie!

Betrachten Sie die Zubereitung als Zeit für sich. Die Mönche in den Zen-Klöstern verrichten jede Art der Arbeit meditativ. So weit, dass Sie meditativ Ihre Wohnung kehren und stundenlang Ihren Kies rechen, müssen Sie ja nicht gehen, aber ein bisschen Zen im Alltag kann nicht schaden – gerade wenn das Leben sonst ohnehin stressig ist.

Es ist wichtig, dass Sie auf das, was auf Ihrem Teller landet, wirklich Lust haben und es nicht nur einfach essen, weil es gerade da ist. Unser Geschmack ist übrigens durchaus lern- und entwicklungsfähig. Er kann sich je nach Angebot anpassen und verändern.

So kann es vorkommen, dass gewisse Zutaten oder Zubereitungen beim ersten Mal für Sie etwas speziell schmecken. Geben Sie Ihrem Körper Zeit, sich an die Veränderungen zu gewöhnen. Eine Ernährungsumstellung benötigt im Allgemeinen etwas Zeit und Geduld.

Hier ist wichtig, nicht gleich „den Hut drauf zu hauen", wenn etwas nicht gleich gelingt oder schmeckt, sondern es öfter auszuprobieren. Manchmal brauchen wir bis zu 18 Versuche, bevor uns ein neues Lebensmittel oder eine neue Zutat schmeckt.

Im Folgenden stelle ich Ihnen noch drei Beispiele für Mahlzeiten vor, die speziell auf Migränebetroffene ausgerichtet sind – aber natürlich kann die ganze Familie mitgenießen! Die Portionsgrößen sind jeweils für eine Person gedacht. Sollten Sie also für mehrere kochen, ist es notwendig, die Mengen entsprechend anzupassen. Ich habe bei der Auswahl darauf geachtet, dass die Rezepte schnell gekocht und gut zum Mitnehmen sind und der ganzen Familie schmecken.

Möchten Sie mehr Rezepte ausprobieren, schauen Sie auf meinem Blog vorbei: neuens-aus-der-kueche.at

Und nun viel Spaß beim Ausprobieren!

# Frühstück

## Reis-Pancakes (1 Person)

1 Ei
100 g Reis, vorgekocht (Reisreste)
40–50 ml Wasser oder Kokos- oder Hafermilch
½ Prise Zitronenschale, gerieben
1 Handvoll Beeren
1 EL Kokosöl

Den Reis in eine Rührschüssel geben, das Ei und 50 ml Wasser bzw. Kokos- oder Hafermilch hinzufügen. Mit dem Pürierstab zu einem Teig pürieren. Zitronenschale untermischen.

Eine Bratpfanne erhitzen. Öl schmelzen und mit einem Esslöffel portionsweise Teig hineinfüllen. Nicht zu dicht nebeneinander packen, da sonst das Wenden schwierig wird. Nach zwei Minuten wenden und von der anderen Seite ebenfalls goldbraun braten. Mit Beeren anrichten oder die Beeren vor dem Backen in den Teig rühren.

## Pikante Variante

Statt Beeren kann man auch Schnittlauch in den Teig mixen, und die Pancakes können salzig, z. B. mit Hummus und Radieschen, genossen werden.

## Mittagessen zum Mitnehmen (fürs Büro)

### Mitnehm-Salat aus Ofengemüse (1 Person)

**Geröstetes Gemüse:**
2 mittelgroße Karotten
1 mittelgroße Süßkartoffel
1 mittelgroße Pastinake
1 mittelgroße gelbe Rübe
3 EL natives Olivenöl
1 TL Salz, schwarzer Pfeffer

**Dressing:**
2 EL frisch gepresster Orangensaft
1 EL grobkörniger Dijon-Senf
1 EL unpasteurisierter Apfelessig
1 TL Balsamicoessig
1 TL frisch gepresster Zitronensaft
¼ TL Meersalz
60 ml natives Olivenöl

**Salat:**
160 g gekochte Kichererbsen
100 g Vogerlsalat (Feldsalat)
40 g gehackte, geröstete Walnüsse

Den Ofen auf 200 °C vorheizen. Zwei Backbleche mit Backpapier auslegen und beiseitestellen.

Karotten, Süßkartoffel, Pastinake, und Rübe längs halbieren und in 5 mm dicke Scheiben schneiden.

Gemüse in einer großen Schüssel mit Olivenöl, Salz und einer Prise Pfeffer vermischen. Gleichmäßig auf beide Backbleche verteilen und 20 Minuten im Ofen rösten.

Die Bleche herausnehmen, das Gemüse wenden und beim erneuten Hineinschieben die Blechschienen tauschen. Das Gemüse weitere 20–25 Minuten (bzw. bis es braun wird) rösten. Aus dem Ofen nehmen und abkühlen lassen.

Für das Dressing alle Zutaten in ein Schraubglas geben, dieses verschließen und kräftig schütteln.

Die Kichererbsen, Walnüsse, das geröstete Gemüse und den Vogerlsalat in eine große Schüssel geben und alles miteinander vermischen. Das Dressing darüber gießen, alles vermengen und genießen.

## Abendessen

### Kartoffel-Fisch-Laibchen (1 Person)

200 g Kartoffeln, gekocht
60 g Thunfisch, Sardinen, Makrelenfilet ... oder eine rote Rübe, vorgekocht
1 Frühlingszwiebel
1 Eigelb
2 EL Polenta oder Reismehl
½ EL Kapern oder Essiggurken, gehackt
je 1 Prise Paprika und Kurkuma oder ¼ TL Curry
Salz

Die gekochten Kartoffeln grob zerdrücken, den Fisch zufügen und mit der Gabel zerkleinern. Gehackte Kapern oder Essiggurken, Frühlingszwiebel, Gewürze, Polenta und Ei zugeben und alles kräftig durchmischen. Mit den Händen Laibchen formen und auf einem flachen Teller zwischenlagern.

In einer beschichteten Pfanne 2 Esslöffel Kokosöl (oder Rapsöl) erhitzen und die Laibchen bei mittlerer Hitze von beiden Seiten ca. 5 Minuten braten.

Dazu schmecken gedünstete Karotten und frische Kräuter, ein Karotten-Avocado-Salat oder ein gemischter Blattsalat. Reste lassen sich am nächsten Tag gut mitnehmen.

# Move it! Bewegung bei Migräne

Bewegung ist gut. Das hören wir immer wieder in verschiedenen Medien, wir lesen es in Magazinen, auf Facebook, und unsere Freunde sagen es auch.

Und wissen Sie was? Es stimmt! Auch für Menschen mit Migräne oder anderen chronischen Erkrankungen ist Bewegung ein gutes Mittel, um allgemein fitter zu werden, das Gehirn besser zu durchbluten und Stress abzubauen. Aber – ja, jetzt kommt das große „Aber"! – Bewegung bedeutet nicht Leistungssport! Ich spreche nicht davon, für einen Marathon zu trainieren, eine neue Bestleistung zu erzielen oder auf eine andere Art und Weise wieder mal als Superwoman unterwegs zu sein.

## Individuelles Bewegungsprogramm

Bewegung hilft. Welche Bewegung jedoch genau für Sie die richtige ist, lässt sich aus der Ferne und allgemein nicht sagen. Das ist – wie der ganze menschliche Körper – sehr individuell. Einige Grundregeln jedoch, die so gut wie immer passen, lassen sich herausfiltern. Dennoch: Bitte klären Sie zuerst mit Ihrem Arzt oder Ihrer Ärztin ab, ob das Bewegungsprogramm, das Sie für sich ausgesucht haben, auch wirklich für Sie passt.

## Ausdauersport und „langsame" Bewegung

Neurolog*innen empfehlen 3-mal pro Woche für mindestens 20 Minuten Ausdauersport bei Migräne. Gerade wenn Sie in Bezug auf Wind und Sonne sehr empfindlich sind, kann es von Vorteil sein, ein Fitness Center zu besuchen. So können Sie alternativ auch gemütlich auf dem wettergeschützten Laufband stehen, statt aus Angst vor einem Anfall weniger Sport zu machen.

Ausdauersport hilft Ihnen, Ihren Stress abzubauen. Doch gilt es, eine Balance zu finden. Verbesserung ist das Ziel – aber nicht Verbesserung der Kondition und des Zeitrekordes auf der Stammstrecke, sondern Verbesserung des Gesundheits- und Allgemeinzustandes. Wenn Sie sich zu sehr überlasten, tun Sie sich nichts Gutes! Gerade Menschen mit Migräne neigen dazu, sich auch im Entspannungssport das Maximum abzuverlangen. Streben Sie stattdessen an, immer im aeroben Bereich zu trainieren.

### Was bedeutet „aerober Bereich“?

Muskeln benötigen Energie, um zu funktionieren. Diese Energie kann vom Körper auf zwei Arten zur Verfügung gestellt werden: entweder aerob oder anaerob. „Aerob“ nennt man einen Vorgang zur Energiegewinnung, bei dem Nährstoffe unter Verwendung von Sauerstoff verbrannt werden. Ab einer gewissen Belastungsgrenze (Pulsfrequenz) schaltet der Körper auf anaerobe Energie um.

Am besten ist es, Sie bleiben im sogenannten Fettverbrennungsbereich, den Sie entweder mithilfe einer Tabelle ungefähr ausrechnen oder mithilfe eines Tests ganz genau definieren lassen können. Wenn Sie bereits mit einem Personal Trainer oder in einem betreuten Fitness Center trainieren, dann kennen Sie Ihren optimalen Trainingsbereich wahrscheinlich ohnehin. Falls Sie mit Ihrem Training gleich alleine starten möchten, können Sie sich fürs Erste auch im Internet schlau machen. Die Zahlen sind wichtig, doch wichtiger ist Ihr Gefühl in Bezug auf Ihren Körper: Sie sollten bei Ihrer Betätigung weder ins Hecheln kommen noch knallrot anlaufen.

Empfehlenswert ist es, einen Pulsgurt zu verwenden, denn oft wird die Belastung für den Organismus und die dadurch erhöhte Pulsfrequenz unterschätzt. Viele meiner Kundinnen beschweren sich im Spaß darüber, dass sie die ersten Wochen des Trainings fast schon „rückwärts gehen“, um die niedrige Pulsfrequenz einzuhalten. Doch das ist nicht nur das, was Ihnen beim Entspannen hilft – nebenher werden bei dieser zugegebenermaßen etwas langweiligen Bewegungsform auch die Mitochondrien gebildet, die im Weiteren Ihren Körper beim Sport gut unterstützen können.

> **Mitochondrien**
>
> Mitochondrien sind die sogenannten „Kraftwerke" in den Körperzellen, vergleichbar mit dem Motor eines Autos. Mehr Mitochondrien bedeuten mehr aerobe Kapazität (maximales Sauerstoffaufnahmevermögen pro Zeiteinheit) und einen verbesserten Fettstoffwechsel. Ausdauertraining fördert die Bildung neuer Mitochondrien in den Muskelfasern. Vor allem das lange Grundlagen-Ausdauertraining, bei dem die Fettoxidation im Vordergrund steht, ist dabei sehr wichtig. Man trainiert hier in einem sehr niedrigen Pulsbereich.

Positive Nebeneffekte der langsamen Bewegung sind außerdem eine ausreichende Sauerstoffzufuhr für Ihr Gehirn und Ihre Muskeln. Auch eine direkte Wirkung auf den Parasympathikus konnte nachgewiesen werden, also auf diejenige der drei Komponenten des vegetativen Nervensystems, die für die unwillkürliche Steuerung der meisten inneren Organe und des Blutkreislaufs zuständig ist. Er wird oft „Erholungsnerv" genannt, weil er der Erholung, dem Stoffwechsel sowie dem Aufbau von körpereigenen Reserven dient.

## Welcher Ausdauersport ist passend?

Spazierengehen ist eine achtsame Tätigkeit, die nebenher alle Erfordernisse von „Bewegung" erfüllt. Gerade wenn Sie eher gestresst sind, empfehle ich, diese Spaziergänge nicht im Einkaufszentrum, sondern lieber in der Natur zu machen. Das ist selbst in der Großstadt möglich! Parks, Flüsse oder einen sogenannten „Ausflugsberg" findet man in so gut wie jeder größeren Stadt.

Auch Krafttraining für Nacken und Schultern kann Ihnen sehr helfen. Es stärkt den Rücken und fördert die Durchblutung. Diese Form des Trainings – besonders die sogenannten „Shrugs" – wird auch in Reha-Kliniken praktiziert. Anfangs – die ersten ein oder zwei Male – kann es zu einer Verschlechterung des Zustandes kommen, danach werden Sie eine deutliche Erleichterung bemerken.

Achtung: Sprechen Sie ein Training bitte unbedingt mit Ihrem behandelnden Arzt oder Ihrer Ärztin ab, um etwaige Kontraindikationen auszuschließen!

Wovon ich persönlich eher abrate, ist Radfahren. Durch die meist gebeugte Haltung können die Verspannungen im Rückenbereich noch verstärkt werden und damit einen Anfall provozieren.

### Übung: Shrugs

Aufrechter Stand, Beine hüftbreit auseinander, Beckenboden anspannen, die Knie ganz leicht beugen. Die Arme hängen seitlich am Körper hinunter. Dann die Schultern bis zu den Ohren hochziehen, so weit es geht. 3 Sätze zu je maximal 20 Wiederholungen.

Ideal ist es, diese Übung mit Hanteln zu machen. Diese dürfen ruhig ein gewisses Gewicht haben, sollten jedoch auch nicht zu schwer sein, denn es ist für Menschen mit Migränebelastung sinnvoller, mehr Wiederholungen mit weniger Gewicht zu machen. Wenn keine Hanteln vorhanden sind, dann können ebenso gut zwei Säcke mit Katzensand, ein Theraband oder – wie eine Kundin von mir – zwei Flaschen Wasser verwendet werden.

**Bitte machen Sie diese Übung nur, wenn Sie aktuell keine Migräne haben und sich auch keine akut ankündigt!**

Fazit: Sport ist etwas Schönes und darf Spaß machen! Vergessen Sie Leistungsdenken – das haben Sie im täglichen Leben wahrscheinlich ohnehin ausreichend. Beim Sport darf es um Sie gehen und um das, was Ihnen guttut. Genießen Sie ihn – und gehen Sie Schritt für Schritt einem stressfreieren Leben entgegen!

# Ein Gewitter zieht auf

## Auf die ersten Anzeichen reagieren

Bei **Evelyn, 52,** beginnen die Migräneanfälle meistens – wie auch an diesem Tag – am Nachmittag im Büro. Schon beim Aufstehen hat sie bemerkt, dass ihre Stimmung im Keller ist und alles etwas anstrengender ist als sonst. Nun spürt sie auch schon, wie ihre Schläfe zu pochen beginnt. Sie weiß, sie muss nun versuchen, so schnell wie möglich heimzukommen. Wie immer hat sie ihre Medikamente griffbereit. Wie viele Tabletten waren es schon in diesem Monat? Wieder ein schlechter Tag mehr in ihrer Migräne-Statistik! Wird wohl wieder eine rote Auswertung in der App werden. Wann waren die Monate das letzte Mal grün?

Soll sie das Auto stehen lassen und warten, bis die Tabletten wirken, oder schafft sie es noch heim? Sie geht zum Lift – und natürlich steigen noch Kollegen ein, die sich miteinander unterhalten und laut lachen. Die Geräusche bohren sich richtig in ihr Hirn. Die Schläfe pocht immer stärker. Es ist unerträglich. Warum schreien die beiden so? Hoffentlich reden sie sie wenigstens nicht an. Evelyn ist kaum noch in der Lage, ein normales Gespräch zu führen. Endlich draußen – Frischluft! Es ist so hell hier! Richtig weh tut ihr das. Warum hat sie nicht daran gedacht, ihre Sonnenbrille einzupacken? Sie entscheidet sich letztlich doch dafür, mit dem Auto zu fahren. Sie weiß, dass das nicht ideal ist, aber jetzt in ihrem Zustand mit den öffentlichen Verkehrsmitteln fahren? Undenkbar! Das Essen wird sie am Abend wohl nicht für die Kinder kochen können – schon wieder Pizza liefern lassen? Sie will doch eine gute Mutter sein und auch darauf achten, dass ihre Kinder sich gut ernähren! Wie viel bekommen die beiden denn von ihrer Migräne mit? Ist sie überhaupt eine gute Mutter? Nur nicht zu viel jammern daheim, dann merken die Kinder vielleicht gar nicht, dass es ihr mal wieder nicht gut geht.

Daheim kann sie sich gerade noch die Schuhe ausziehen und sich irgendwie ins Bett schleppen. Enttäuschung – so hat sie sich ihr Leben eigentlich nicht vorgestellt. Verzweiflung – wie lang wird es wohl dieses Mal dauern? Traurigkeit – warum kann ihr Leben nicht einfacher sein?

Bei einem beginnenden Migräneanfall sind es meistens nicht „nur" die Kopfschmerzen, der Schwindel, die bleierne Müdigkeit oder die beginnende Übelkeit, die Sie beeinträchtigen. Nein! Es sind meistens die Gedanken, die noch zusätzlich belasten oder antreiben. So wie bei Evelyn, die versucht, in der für sie stressigen Situation noch die Tagesplanung umzustrukturieren. Der es schwer fällt, noch eine Entscheidung zu treffen. Kennen Sie das auch, dass Sie sich in diesem Moment noch zusätzlich mit einer Anforderung unter Druck setzen, so wie Evelyn, die daran zweifelt, eine gute Mutter zu sein? Vielleicht werden Sie in dieser Situation auch von Ihren Emotionen und Ihrer depressiven Verstimmung so übermannt, dass es schwerfällt, noch einen klaren Gedanken zu fassen?

Können Sie sich noch an den **Stress-Migräne-Stress-Kreislauf** erinnern? Wenn nicht, dann blättern Sie ruhig nochmal zurück. In diesem Teil haben Sie bewusst in sich hineingespürt. Haben wahrgenommen, wie viel Stress, wie viele belastende Gedanken und Emotionen in Ihnen frei werden, sobald Sie bemerken, dass sich ein Migräneanfall anbahnt.

S. 25

Hier ist noch etwas Platz für Ihre Notizen, falls hier noch weitere Gedanken zusätzlich zu den bereits aufgeschriebenen auftauchen.

..........................................................................................................

..........................................................................................................

..........................................................................................................

..........................................................................................................

Erst wenn Ihnen bewusst ist, was ein beginnender Migräneanfall bei Ihnen auslöst, können Sie diesen Kreislauf durchbrechen. Mit gezielten Strategien, um nicht sofort in Panik zu verfallen oder, in Verzweiflung gefangen, festzustecken.

## Stressempfinden und Copingstrategien

***Es hängt alles davon ab, wie wir die Dinge sehen, und nicht davon, wie sie sind.***

Carl Gustav Jung

Ein beginnender Migräneanfall löst Stress aus. Und wenn wir gestresst sind, können wir nicht klar denken. Unsere Gedanken gehen mit uns durch und belasten uns noch zusätzlich. Das kostet in dieser Situation nur noch zusätzliche Kraft, die Sie mehr als dringend benötigen, um Bewältigungsstrategien anzuwenden.

Unser Stressempfinden, d. h. die Art und Weise, wie wir eine Situation wahrnehmen, ist ganz unterschiedlich. Das kennen Sie sicher aus dem Alltag. Während der eine einen Stau eher zum entspannten Telefonieren nützt, rastet der andere vollkommen aus. Die Situation „Ich stehe im Stau" ist für beide die gleiche, sie wird aber ganz unterschiedlich wahrgenommen. Daher reagiert der eine mit einer starken Stressreaktion, während der andere nur sehr wenig bis gar nicht gestresst reagiert. **Es ist also unsere subjektive kognitive Einschätzung und Einstufung, die darüber entscheidet, ob wir eine Situation oder ein Ereignis als Stress empfinden oder nicht.**

Es kann sein, dass Sie bei einem beginnenden Migräneanfall dazu neigen, in Panik zu geraten, weil Sie nun nicht mehr alles erledigen können, was für heute noch geplant war. Oder Sie reagieren verzweifelt und resignieren, weil es schon wieder passiert. Oder Sie geben sich die Schuld dafür, weil Sie denken, Sie haben in letzter Zeit wieder zu wenig auf sich geachtet. Es kann auch sein, dass Sie sich hilflos ausgeliefert fühlen, weil Sie befürchten, Dauer oder Intensität des Anfalls nicht beeinflussen zu können. Oder Sie befinden sich im Verdrängungsmodus und möchten gar nicht wahrnehmen, was Ihr Körper Ihnen anzeigt, und machen einfach mit Ihren Erledigungen weiter.

Wie wäre es, wenn Sie lernen könnten, in dem Moment, in dem Sie bemerken: „Ah – da bahnt sich etwas an" diese Wahrnehmung einfach so wertfrei anzunehmen? Ohne Stress, Druck, Verdrängung und ohne negative Gedanken, die Ihnen noch zusätzlich Kraft rauben? Sie können auf den nächsten Seiten lernen, welche Bewältigungsstrategien, die sogenannten Copingstrategien, Ihnen guttun.

## Nur Geduld

***Wir sind, was wir wiederholt tun.***
***Exzellenz ist also nicht das Ergebnis bestimmter Taten,***
***sondern Gewohnheiten.***

Aristoteles

Das Wichtigste, das Sie für sich tun können, ist: Bleiben Sie geduldig mit sich und neuen Strategien, die Sie bereits anwenden und oder nun kennenlernen und ausprobieren. Sie sind nicht nur dabei, alte Gewohnheiten hinter sich zu lassen, sondern erschaffen sich auch neue. Und das braucht seine Zeit! Es wird wahrscheinlich eine Weile dauern, bis sich alle Veränderungen gut eingespielt haben. Geben Sie sich diese Zeit! Manches wird Ihnen ganz einfach von der Hand gehen und Sie werden es mühelos in Ihre Lebenssituation integrieren können. Anderes werden Sie wahrscheinlich mehrfach anwenden und durchführen müssen, bis Sie das Gefühl haben, dass es eine echte Unterstützung ist. Wenn etwas nicht sofort funktioniert, ist das kein Versagen von Ihnen oder Ihrem Körper, sondern bloß eine Rückmeldung. Diese Botschaft hilft Ihnen, nötige kleine Korrekturen vorzunehmen. Anpassungen an Ihre individuelle Situation. Solange Sie weiter dranbleiben, werden Sie sich selbst immer besser kennenlernen. Ihr Körper wird es Ihnen danken!

Weiter vorne im Buch haben Sie bereits **Erfolgshindernisse** kennengelernt und aus dem Weg geräumt. Nun lernen Sie noch einen weiteren Störenfried kennen:

ab S. 35

die Ungeduld. Sie ist es, die Ihnen leise oder vielleicht doch etwas lauter zuflüstert: „Das hilft alles nichts! Du brauchst es gar nicht erst auszuprobieren. Ich beschütze dich doch nur davor, dass du danach nicht wieder enttäuscht bist!"

Lassen Sie nicht zu, dass Ihre Ungeduld die Oberhand gewinnt. Falls Sie noch etwas Motivation und Unterstützung benötigen, um sich den kommenden Kapiteln zu widmen, halten Sie sich Ihr **persönliches Migräne-Ziel**, das Sie bereits
S. 65–70 formuliert haben, nochmals vor Augen.

Der erste Fokus bei einem beginnenden Migräneanfall liegt nun darauf, der Migräne den Schrecken zu nehmen, also nicht in Panik zu verfallen. Den Stress abzubauen und die Gedanken in eine für Sie positive und stärkende Richtung zu lenken. Sich der Migräne gezielt zuzuwenden, statt vor ihr davonzulaufen. Wie Sie das genau umsetzen können, finden Sie im nachfolgenden Kapitel
S. 137–145 **„Das Gewitter annehmen"**.

Wie Sie danach gut mit ihrem Körper zusammenarbeiten können, erfahren Sie im Kapitel **„Was will mein Körper denn von mir?"** Dadurch werden Sie eine
S. 146–150 bessere Verbindung zu Ihrer Intuition aufbauen können, um zu erfahren, was Sie in dieser Situation nun wirklich brauchen.

Auch wenn Sie manchmal an sich zweifeln – Ihre Stärke ist in Ihnen! Wie Sie es schaffen, die Verbindung zu diesen Ressourcen herzustellen und wieder Zuver-
S. 150–153 sicht zu erlangen, finden Sie im Kapitel **„Innere Ressourcen aufbauen"**.

**Mein Tipp:** Bleiben Sie offen! Probieren Sie aus! Üben Sie! Manches wird nicht beim ersten Mal sofort perfekt klappen. Also bleiben Sie geduldig mit sich! Suchen Sie sich die Methoden heraus, die Sie am besten unterstützen. Die sie gut in Ihren Alltag einbauen können. Je mehr Sie die nachfolgenden Übungen vertieft haben, desto leichter wird es Ihnen fallen, sie bei beginnenden Kopfschmerzen anzuwenden. Weil Sie sie dann verinnerlicht haben und automatisch abrufen können! Diese Vorbereitung verschafft Ihnen Sicherheit und Vertrauen.

Ziel dabei sollte sein, einen positiveren Umgang mit der Situation zu finden. Den Leidensdruck zu mindern, sodass Sie sich stabiler und ruhiger fühlen und sicher sein können, dass Sie aktiv etwas für sich tun können und die Migräne nicht das Kommando in Ihrem Leben hat. Und wenn sich dadurch Migräneanfälle lindern oder sogar abfangen lassen, dann haben Sie schon wieder ein großes Stück Lebensqualität gewonnen.

## Das Gewitter annehmen und ihm den Schrecken nehmen

Sie haben sich bereits mit dem Thema „Akzeptanz" auseinandergesetzt. Doch wie sieht es nun aus, wenn Sie sich mit einem beginnenden Migräneanfall konfrontiert sehen? Wie können Sie es in diesem Augenblick schaffen, ruhig zu bleiben und die Situation anzunehmen, so, wie sie ist?

Indem Sie lernen, ganz klar zu unterscheiden: Was ist die nüchterne Realität? Indem Sie sozusagen beginnen, die Tatsachen von Ihrer Interpretation bzw. Bewertung zu unterscheiden.

### Mal wahrnehmen, was wirklich ist

Starte gleich damit und notiere: Was ist die Realität in deiner jetzigen Situation?

Wo befindest du dich? ..............................................................................

Wie viel Uhr ist es? ..............................................................................

Wie fühlst du dich gerade? ..............................................................................

..............................................................................................................................

Das sind sozusagen die „hard facts". Ohne Interpretation, ohne Bewertung, ohne Sorgen, Ängste, Stress oder Druck, der zusätzlich damit verbunden sein kann.

Und nun stell dich auch noch den zusätzlichen Ängsten, Sorgen, Nöten, die mit dieser Situation verbunden sind.

Ich habe Angst davor, dass ...............................................................................

...............................................................................

Ich glaube ...............................................................................

...............................................................................

Ich mag mich selber gerade nicht, weil ...............................................................................

...............................................................................

Gerne kannst du diese Liste noch mit weiteren Punkten füllen. Je klarer du den Unterschied erkennst zwischen der Realität und dem, was deine Gedanken und deine Angst aus der Realität machen, desto besser wirst du mit dieser Situation umgehen lernen.

## Stressabbautechniken bei einem beginnenden Gewitter

Die nachfolgenden Stressabbautechniken dienen als eine Art „Erstversorgung". Um genau für den Moment, in dem Sie bemerken, dass ein Migräneanfall sich abzeichnen könnte, gewappnet zu sein. Den ersten Schritt haben Sie bereits gemacht, indem Sie sich Ihre Gedanken und Emotionen in diesem Augenblick des „Erkennens" bewusstgemacht haben. Mit den nachfolgenden Stressabbau-Übungen gehen Sie nun einen Schritt weiter, indem Sie akzeptieren, dass Sie diesen Gedanken und Emotionen nicht hilflos ausgeliefert sind, sondern dass Sie sie bewusst verändern und gestalten können.

## Gespräch mit meiner Migräne

*Es wird immer gleich ein wenig anders, wenn man es ausspricht.*

Hermann Hesse

Wie sind Sie bisher mit Ihrer Migräne umgegangen? Haben Sie sie verdrängt? Zur Seite geschoben, so gut es ging? Oder bekämpft – mit allen Mitteln, die Sie zur Verfügung hatten? Vielleicht auch versucht, sie einfach nicht zu beachten?

Wenn wir vor unseren Ängsten und Sorgen davonlaufen, uns unangenehmen Dingen nicht stellen wollen, dann werden genau diese Dinge immer größer und mächtiger. Schleichen sich vielleicht in unsere Träume ein, belasten uns immer mehr – weil sie sich nicht von allein auflösen.

Haben Sie schon mal mit Ihrer Migräne gesprochen? Auf Augenhöhe und in aller Ruhe? Dieser Aspekt mag vielleicht auf den ersten Blick ungewöhnlich sein, hilft Ihnen aber dabei, einen anderen Blickwinkel einzunehmen. Vielleicht tauchen bei dieser Aussprache Themen auf, die Ihnen bisher noch nicht bewusst waren?

### Mit meiner Migräne sprechen

**Dauer: Du darfst dir dafür so lange Zeit nehmen, wie es dir guttut!**

- Setz dich bequem auf einen Stuhl und stell dir gegenüber einen leeren Stuhl hin. Falls du gerade keinen Sessel zur Verfügung hast, kannst du auch gerne ein Kissen oder ein anderes Symbol nehmen, das für dich deine Migräne symbolisiert. Wichtig ist nur, dass du eine Art „angenehme Gesprächsatmosphäre" schaffst.
- Und nun atme tief durch. Du hast bemerkt, es könnte sich ein Migräneanfall anbahnen. Dir gegenüber sitzt deine Migräne.
- Was willst du deiner Migräne nun sagen? Sprich es aus! Sag ihr offen, wie es dir jetzt geht. Du hast nun die Möglichkeit, alles loszuwerden, was du deiner Migräne immer schon mal sagen wolltest.

- Wenn du ihr mal so richtig die Meinung gesagt und die ersten Emotionen ausgesprochen hast, kannst du dich auch gern bei ihr bedanken. Bedanken dafür, dass sie dir zugehört hat, dass du alles sagen konntest, was dir jetzt wichtig war.
- Merkst du, wie gut es tut, diese Dinge endlich mal auszusprechen? Nicht mehr verstecken und tief vergraben zu müssen?

Wenn Sie bemerkt haben, dass Ihnen diese Übung gutgetan hat, dann können Sie Ihrer Migräne in einer Situation, in der es Ihnen wirklich gut geht, gerne auch einen Brief schreiben. In diesem Brief können Sie ruhig auch ausführlicher darauf eingehen, wie es Ihnen geht und was Sie ihr sagen möchten. Auch das ist sehr hilfreich und kann sehr entlastend wirken.

Für ein „gemeinsames Gespräch mit Ihrer Migräne", bei der Sie gezielte Vorschläge an Ihre Migräne richten oder Ihre Migräne auch mal zu Wort kommen lassen, suchen Sie bitte einen erfahrenen Therapeuten oder Therapeutin auf, der oder die Sie in dieser Situation unterstützt und Sie durch diese Übung begleitet.

## Gedankenlenkübung für einen ruhigen, klaren Kopf

*Es gibt keine Grenzen. Weder für Gedanken noch für Gefühle.*
*Es ist die Angst, die immer Grenzen setzt.*

Ingmar Bergman

Die nachfolgende Übung soll Ihnen die Angst vor der Angst nehmen. Bei beginnender Migräne werden Ihre Gedanken möglicherweise angsterfüllt sein: vor den Schmerzen, die kommen werden, oder vor der Dauer des Anfalls. Oder auch mit der Angst davor, wieder zu versagen, schwach zu sein. Oder mit der Angst, keine gute Mutter oder guter Vater, Partner*in, Arbeitskolleg*in usw. zu sein. Der Angst, ob die Medikamente noch wirken werden. Nun ist es an der Zeit, sich dieser Angst zu stellen!

Die Gedanken, die mit so viel Angst verbunden sind, wirken absolut lähmend auf Sie. Sie sind dann absolut in diesem Gefühl gefangen. Genau diesen Mechanismus können Sie mit der nachfolgenden Übung stoppen! Sie gewinnen dadurch die nötige Distanz, um die Dinge wieder klar und realistisch betrachten zu können.

Führen Sie die Übung bitte zuerst einmal durch, wenn Sie absolut schmerzfrei sind und sich richtig wohl fühlen. Nehmen Sie einen Gedanken, der Sie im Alltag immer wieder mal belastet und der sich als sehr hartnäckig erweist. Erst wenn Sie die Technik gut eingeübt haben, wenden Sie sie bei einem beginnenden Migräneanfall an. Bitte geben Sie nicht gleich auf, sollte diese Übung beim ersten Mal nicht perfekt funktionieren. Probieren Sie aus, vertrauen Sie auf Ihre Fantasie, sollten sich manche Gedanken als sehr hartnäckig erweisen. Es kann sein, dass viele dieser Denkmuster schon sehr lange Ihre „treuen Begleiter" sind! Aber wenn sie nun belastend sind, wird es Zeit, sich von ihnen zu befreien!

Idealerweise führen Sie diese Übung im Stehen durch, um einen stabilen Stand und eine aufrechte Haltung einnehmen zu können. Sollte dies aufgrund Ihrer körperlichen Verfassung - z. B. Kreislaufprobleme oder leichte Übelkeit - nicht möglich sein, können Sie diese Übung natürlich auch im Sitzen oder Liegen durchführen.

### Stopp! Raus aus meinem Kopf!

**Dauer: Du darfst dir dafür so lange Zeit nehmen, wie es dir guttut!**

Stell dich hüftbreit hin und achte darauf, dass du einen stabilen Stand hast. Atme einmal tief durch und horch in dich hinein. Nimm deine Gedanken wahr. Gerne kannst du deine Augen dabei schließen, wenn es dir dann leichter gelingt.

- Was geht dir in Bezug auf deinen beginnenden Migräneanfall durch den Kopf?
- Welche Gedanken belasten dich im Moment besonders?
- Ist es ein wiederkehrender Gedanke oder eine bunte Mischung?
- Nimm einfach einmal wahr, was sich so alles gedanklich in dir abspielt.

- Und dann nimm dir einen dieser Gedanken vor und sag ganz laut „STOPP" zu ihm. Gerne kannst du auch innerlich eine große, rote Stopptafel vor diesen Gedanken halten. Sollte es dir nicht möglich sein, laut zu sprechen, dann formulier dein STOPP nur innerlich, aber trotzdem mit deutlicher Ausdruckskraft. Gerne kannst du dabei auch einen Schritt nach vorne machen und deine Hand deutlich vor dir als Bestärkung ausstrecken.
- Sobald du den Gedanken gestoppt hast, kannst du ihn gerne mit den Worten „Ich brauche dich jetzt nicht" oder „Mit mir nicht mehr!" in den Boden abfließen lassen. Stell dir einfach vor, wie er aus deinem Körper verschwindet. Nutz gerne auch deinen Atem dazu, indem du den Gedanken aus deinem Körper herausatmest. Du brauchst ihn jetzt nicht mehr.
- Nachdem du dich so von dem ersten belastenden Gedanken befreit hast, nimm dir auch gleich noch den nächsten vor. Sag auch zu diesem Gedanken innerlich „STOPP" oder sprich es laut aus, wenn du die Möglichkeit hast. Unterstütz deine Worte wieder mit einem Schritt nach vorne und einer deutlichen, stoppenden Handbewegung. Atme auch diesen Gedanken aus deinem Körper hinaus.
- Bemerkst du schon die befreiende Wirkung? Führ die Übung so lange durch, bis du das Gefühl hast, dich leichter und freier zu fühlen. Du bist federführend für deine Gedanken und du kannst darüber bestimmen!
- Atme noch einmal tief durch, nimm die Ruhe und die Klarheit, die nun in deinem Kopf herrschen, bewusst wahr. Achte wieder darauf, dass du eine stabile, aufrechte Haltung einnimmst, bevor du deine Augen wieder öffnest.

## Entlastende Atemübung für einen freien, leichten Kopf

Sie neigen dazu, alles unter Kontrolle haben zu wollen? Alles muss seine Struktur, seine Regelmäßigkeit, seinen zweckmäßigen Ablauf haben? Sie leiden sehr darunter, dass Sie Ihre Migräne nicht kontrollieren können oder im Griff haben?

Dann wird Ihnen die nachfolgende Atemübung besonders guttun. Das Bestreben, alles kontrollieren zu wollen, und der Druck, zu funktionieren, kann sich körperlich durch muskuläre Blockaden und „inneres Festhalten" zeigen. Mit einer tiefen Atmung, den ausgewählten Bewegungsablauf und die rollenden Bewegungen der Augen können Spannungen, Verkrampfungen oder Stagnationen des Energieflusses spürbar gemacht und aufgelöst werden. Dieses Loslassen kann als sehr befreiend und entlastend empfunden werden. Ihr ganzer Kopfbereich kann sich dadurch klarer, freier und leichter anfühlen. Sie können mit dieser im Stehen durchgeführten Übung Ihr gesamtes Energieniveau steigern, wodurch Sie sich lebendiger, aber auch stabiler und mehr im Einklang mit Ihrem Körper fühlen werden.

Idealerweise führen Sie diese Atemübung präventiv einige Male durch, wenn Sie sich wohlfühlen und vollkommen schmerzfrei sind. Somit können Sie den Ablauf als effektive Selbsthilfemaßnahme selbstständig und an jedem Ort durchführen, sobald Sie Spannungen oder beginnende Kopfschmerzen wahrnehmen. Gerne können Sie sich dabei je nach Tagesverfassung in Ihrem eigenen Tempo und in der Intensität, die Sie als wohltuend empfinden, bewegen. Wenn Sie Blockaden, Spannungen oder leichte Schmerzen wahrnehmen, dann vertrauen Sie darauf, dass Sie bei dieser Übung intuitiv genau das Richtige machen, das Ihnen im Moment guttut. Lassen Sie sich bewusst Zeit dabei und vertrauen Sie Ihrem Körpergefühl.

Da körperliche Betätigung die Schmerzen bei einem akuten Migräneanfall verstärken kann, praktizieren Sie diese Übung bitte nur bei einem dumpfen Gefühl im Kopfbereich, bei Verspannungen im Nacken oder beginnenden, noch leichten Kopfschmerzen. Idealerweise stellen Sie sich auch ein Glas Wasser bereit.

## Geheimagent-Atemtechnik

**Dauer: Du darfst dir dafür so lange Zeit nehmen, wie es dir guttut!**

**Schritt 1: Ausgangshaltung**

- Stell dich aufrecht hin und nimm eine natürliche Haltung ein – genau so, wie es dir gerade guttut. Atme einmal tief durch. Beweg deine Schultern ganz leicht, zieh sie hoch und zurück, lass sie kreisen.

**Schritt 2: In Bewegung kommen, Emotionen spüren**

- Beginn damit, dich im Stand zu bewegen. Bring deinen Körper in Bewegung, aktivier deine Muskulatur und atme dabei weiterhin tief ein und aus. Führ diese Bewegung in genau dem Rhythmus und dem Tempo aus, das dir guttut. Wenn du bewusst in deinen Körper hineinspüren möchtest, dann ruhig etwas zurückhaltender; wenn durch die Bewegung Emotionen auftauchen, die du loswerden willst, dann auch gerne mit energischeren Bewegungen. Du kannst sie durch stärkere Bewegungsimpulse einfach in den Boden abfließen lassen. Tu genau das, was dich im Moment unterstützt, vertrau deiner Intuition – alles ist erlaubt.

**Schritt 3: Spannungen lösen**

Lenk nun deine Aufmerksamkeit zu deinen Stirnhöckern und beginn, sie mit beiden Händen leicht zu massieren. Genau in der Intensität und mit dem Druck, der angenehm für dich ist. Bleib dabei weiterhin in Bewegung und atme auch weiterhin tief ein und aus; wenn du das Gefühl hast, ein sanfter Druck oder ein stärkeres Ausmassieren würde nun auch deinen Schläfen oder deiner Schädeldecke guttun, dann wende deine Aufmerksamkeit auch diesen Punkten zu. Lass dir ruhig Zeit dabei. Und nun massier mit beiden Händen deine Schädelbasis, lockere auch hier alle Spannungen und Belastungen, die du nun nicht mehr benötigst. Schau, wie gut es dir gelingt, dich selbst zu unterstützen, für dich da zu sein.

**Schritt 4: Augen aktivieren**

- Fang jetzt an, zusätzlich zur Massage deiner Schädeldecke deine Augen zu aktivieren und zu rollen. Schau so weit nach oben, unten, links und rechts, wie es dir möglich ist. Lass deine Augen in alle Richtungen wandern. Achte darauf, dass dein Kopf dabei ruhig bleibt; wenn du noch Druck im Augenbereich verspürst, dann kannst du ihn nun durch diese rollende Bewegung lösen.

**Schritt 5: Geheimagenten-Pose**

- Und nun such dir ein Ziel im Raum – du kannst jetzt alle gelösten Blockaden, die ganze Spannung mit deiner Atmung und einer gezielten Körperhaltung aus dir herausatmen. Stell dir einfach vor, du lässt nun alles Belastende los, wie ein Geheimagent, der einen Schuss abfeuert. Mit einem starken Ausatmen, einfach raus! Richte deine Aufmerksamkeit auf dieses Ziel. Mach dabei einen bewussten Schritt nach vorne. Und nun mit deiner ganzen Kraft: Atme mit einem richtigen Stoß dabei aus. Raus damit – du brauchst das alles nicht mehr! Und noch einmal! Atme alles aus dir heraus und visier dabei dein Ziel an. Wiederhol diese letzte Pose so lange, bis du das Gefühl hast, dich freier, klarer und leichter zu fühlen.

**Schritt 6: Stabilität erlangen**

- Komm wieder in eine natürlich aufrechte Haltung zurück. Lass deine Bewegungen kleiner und ruhiger werden, bis du einen stabilen Stand gefunden hast. Atme tief durch. Spür nochmal in deinen Körper hinein, lass vielleicht die Schultern noch leicht kreisen – wie fühlst du dich im Vergleich zu vorher? Fühlst du dich freier? Und leichter? Hatte diese Übung eine aktivierende Wirkung auf dich? Oder fühlst du dich geerdeter? Nimm an, was du spürst. Du hast nun deinen Körper optimal unterstützt, hast gut für dich gesorgt. Atme nun noch einmal tief durch.

## Was will mein Körper denn von mir?

Gerade wenn die Migräne schon ein langer Begleiter in Ihrem Leben ist, dann werden Sie schon einiges ausprobiert haben. Manches werden Sie schon für sich gefunden haben, anderes hat aber nichts gebracht oder keine nachhaltige Wirkung erzielt. Und da kann sich dann auch der Gedanke einschleichen: „Ich mache doch wirklich alles, um die Migräne loszuwerden!" Gerade dieses „Loswerden" ist wieder eine „Weg-von"-Formulierung. Zielführender ist es, mit dem Körper zusammenzuarbeiten. Haben Sie wirklich alles gemacht? Ihren Körper bewusst wahrgenommen und Ihrer Intuition vertraut? Oder sind Sie eher davor weggelaufen, um nichts spüren zu müssen? Dann ist die Zeit reif für neue Strategien!

### Der eigenen Intuition vertrauen

***Der intuitive Geist ist ein heiliges Geschenk***
***und der rationale Geist sein treuer Diener.***
***Wir haben eine Gesellschaft erschaffen, die den Diener verehrt,***
***aber das Geschenk vergessen hat.***

Albert Einstein

Fürsorglich mit dem Körper umzugehen, bedeutet in dieser Phase auch, hinzuspüren, was Ihr Körper, Ihr Geist und Ihre Seele genau in dieser Situation an Unterstützung brauchen. Geben Sie sich diese Zeit! Ihre Intuition, Ihr Bauchgefühl – wie immer Sie es nennen möchten – ist hierbei Ihr bester Berater. Und zeigt Ihnen durch Ihre inneren Impulse wertvolle Möglichkeiten auf.

### Deine Intuition als bester Berater

**Dauer: Du darfst dir dafür so lange Zeit nehmen, wie es dir guttut!**

Wenn du die Möglichkeit hast, dann setz oder leg dich bequem hin und sorg dafür, dass du vollkommen ungestört bist. Schau, dass du wirklich zur Ruhe kommen kannst. Nun darf es wirklich nur um dich, deine Gesundheit, dein Wohlbefinden gehen.

- Schließ deine Augen und atme tief durch. Spür in deinen Körper hinein. Wie geht es dir? Was fühlst du? Gibt es Bereiche deines Körpers, in denen du Anspannung, Druck oder schon Schmerzen wahrnimmst? Wie geht es deiner Kopfregion? Deinem Nacken? Kannst du andere Symptome erkennen? Bist du müde? Fühlt sich dein Körper schwer an? Nimm einfach einmal an, was dir dein Körper mitteilt. Hör ihm zu!
- Und nun leg beide Hände auf deine Bauchregion, zu deinem Bauchnabel. Atme tief in deinen Bauch hinein. Lass dir ruhig Zeit dabei.
- Was würde dir jetzt guttun? Was benötigt dein Körper als Unterstützung?
- Ist es frische Luft, eine leichte Brise, die deine beginnenden Kopfschmerzen vertreiben kann?
- Oder ist es Ruhe, wonach sich dein Körper sehnt?
- Würde dir jetzt ein bestimmter Geruch, z. B. Pfefferminzöl als Unterstützung guttun? Möchtest du das Öl gerne auf deine schmerzenden Stellen verteilen oder lieber nur daran riechen?
- Willst du einfach nur schlafen? Dir die Decke über den Kopf ziehen und dich im Bett verkriechen?
- Lass deinen Körper ehrlich sagen, was er benötigt. Die ersten Impulse sind hier die wertvollsten – vertrau darauf.
- Wenn dir dein Körper mitgeteilt hat, was ihm guttun würde, dann bedank dich bei ihm für seine Ehrlichkeit! Versprich ihm, besser auf ihn zu achten und ihm mehr zuzuhören. Atme noch einmal tief durch und öffne dann wieder deine Augen.

### Zwischenschritt

Wenn du schon ein Profi bei dieser Übung bist, dann kannst du den nächsten Teil gerne gleich in einem Schritt mitmachen. Für den Anfang ist es jedoch ratsam, die Teile einzeln durchzuführen.

- Überleg nun in aller Ruhe: Dein Körper hat dir gerade mitgeteilt, was ihm guttun würde. Was kannst du in deiner jetzigen Situation SOFORT real umsetzen?
- Der Fokus liegt darauf, dich gleich auf dich selbst zu konzentrieren. Dich in den Mittelpunkt zu stellen. Vielleicht muss der Migräneanfall ja gar nicht kommen, wenn du deinen Impulsen frühzeitig vertraust? Vielleicht fällt er auch nicht so stark aus oder dauert nicht so lang wie sonst, wenn du deinem Körper, deinem Geist und deiner Seele genau das zugestehst, was du jetzt brauchst?
- Geh einmal einen anderen Weg als bisher! Wag es, gleich auf dich zu hören. Und nicht erst dann, wenn es schon so belastend ist, dass es keine andere Möglichkeit gibt, als sich zurückzuziehen.

### Reale oder mentale Umsetzung der Körperimpulse

**Dauer: Du darfst dir dafür so lange Zeit nehmen, wie es dir guttut!**

- Wenn du daheim bist und dich hinlegen kannst, dann tu es. Hör einfach auf deine Körpersignale.
- Wenn du im Büro bist, überleg: Was ist nun wirklich das Wichtigste? Alles noch gewissenhaft zu erledigen – auch auf die Gefahr hin, dass dir Fehler unterlaufen, weil dir konzentriertes Arbeiten immer schwerer fällt? Oder kannst du das Dringendste abgeben und heimfahren?
- Überleg in aller Ruhe: Was kannst du real umsetzen? Und dann tu es!
- Wenn dir dein Körper etwas angezeigt hat, das ihn nun am meisten unterstützt, was du aber – aus welchen Gründen auch immer – nicht real umsetzen kannst, dann führ genau das mental durch. Auch die Vorstellung davon wird dich in dieser Situation unterstützen.
- Schließ wieder deine Augen und atme tief durch. Stell dir nun genau das vor, was dein Körper dir gezeigt hat.

- Vielleicht ist es der Moment, in dem du dich in dein Bett zurückziehst. Die Erleichterung oder Geborgenheit, die du dabei empfindest.
- Möglicherweise die Stille, die dir so guttut, wenn du dich etwas zurückziehen kannst.
- Der langsame Spaziergang an der frischen Luft.
- Das freie Durchatmen.
- Stell dir genau das vor, was dir nun guttun würde. Mal es dir richtig aus. Spür die positive Wirkung, die es auf dich hat. Wie fühlst du dich dabei? Was macht es mit dir?
- Wenn du diese Wahrnehmungen gut in dich aufgenommen hast und du die wohltuende Wirkung deutlich spüren konntest, dann kehr wieder zurück. Atme tief durch und öffne deine Augen wieder in deinem eigenen Tempo.

## Meine inneren Ressourcen

***Das, was vor uns liegt, und das, was hinter uns liegt, ist nichts, verglichen mit dem, was in uns liegt.***

Ralph Waldo Emerson

Die gute Nachricht ist: Sie haben alle inneren Ressourcen, also alle Fähigkeiten, Potenziale, Anteile usw., die Sie zur Bewältigung einer schwierigen Situation oder sogar einer Krise benötigen, bereits in sich. Immer und zu jedem Zeitpunkt – so sind wir ausgestattet. Wir haben aber nicht immer Zugriff darauf. Weil wir diese inneren Ressourcen vielleicht noch gar nicht erkannt, sie immer gut versteckt haben, uns nicht zutrauen, sie anzuwenden, oder weil wir einfach viel zu beschäftigt sind, um uns überhaupt mit diesem Thema auseinanderzusetzen.

## Zugang zu den inneren Ressourcen finden

Wenn wir unter Dauerstress stehen oder unsere Körperwahrnehmung nicht gut ausgeprägt ist, dann haben wir oft auch keinen Zugang zu unseren inneren Ressourcen. Die Techniken, die Sie bereits im Präventivteil unter dem Kapitel **„Körperwahrnehmung stärken"** kennengelernt haben, stellen hier eine gute Basis dar. Sie ermöglichen Ihnen, wieder Zugang zu sich zu finden. Zu erkennen, wie es Ihnen wirklich geht. Nun gehen Sie den nächsten Schritt!

S. 71–76

Wir ahnen oft gar nicht, was so alles an Potenzial und innerer Kraft in uns schlummert! Mit innerer Kraft, die als Gesamtheit unserer inneren Ressourcen angesehen werden kann, sind keine Antreiber zur Leistungsoptimierung gemeint. Sondern Möglichkeiten, sich selbst zu unterstützen. Liebevoll und selbstfürsorglich.

# Innere Ressourcen aufbauen

Was benötigen Sie im Moment, um mit der vorliegenden Situation besser umzugehen? Welche Ressource? Ist es die Gelassenheit oder die innere Ruhe? Oder benötigen Sie Zuversicht für eine positivere Stimmung? Oder Vertrauen? Vertrauen zu sich selbst, zu Ihrem Körper und zum Leben an sich, also Urvertrauen? Oder ist es eher die Stabilität, damit die vorliegende Situation Sie nicht umwerfen kann?

### Meine innere Ressource

Bitte denk kurz darüber nach und finde einen Begriff, der dich stärkt und dich als innere Ressource unterstützt. Er soll wie ein Lichtblick auf dich wirken und dir Kraft verleihen.

Meine innere Ressource: ....................................................................................

....................................................................................................................

Und nun können Sie genau diesen Begriff, den Sie gerade für sich gefunden haben, in die nächste Übung einbauen. Gerne können Sie diese Übung im Sitzen oder im Liegen durchführen – wie es sich für Sie im Moment angenehmer anfühlt bzw. in der jeweiligen Situation möglich ist. Lesen Sie bitte auch hier wieder vorab die gesamte Übung durch.

### Himmelsfantasie

**Dauer: Du darfst dir dafür so lange Zeit nehmen, wie es dir guttut!**

- Schließ deine Augen und stell dir vor, du sitzt bequem in einem Gartensessel an der frischen Luft. Es ist ein angenehm warmer Tag und du darfst es dir so richtig gemütlich machen.
- Du nimmst deine Atmung bewusst wahr und spürst, wie sich deine Bauchdecke langsam hebt und wieder senkt. Mit jedem neuen Atemzug lässt du mehr frische Luft in deinen Körper hinein, und du spürst, wie sie sich in deinen Lungenflügeln ausbreitet.
- Nun verwende diese frische Energie, um mit deinem Atem deinen bewusst gewählten Begriff, deine innere Ressource, an den Himmel zu malen. Mit dem Einatmen nimmst du eine frische, sommerliche Farbe auf und mit dem Ausatmen malst du den ersten Buchstaben deiner inneren Ressource an den Himmel. Tief einatmen, Farbe aufnehmen und mit dem Ausatmen den nächsten Buchstaben weitermalen. Vielleicht magst du jeden Buchstaben in einer anderen Farbe malen, vielleicht bleibst du bei einem Farbton – ganz nach Lust und Laune!
- Wenn du für einen Buchstaben mehr als einen vollständigen Atemzug brauchst, dann bitte hetz dich nicht und mal den zweiten Teil des Buchstabens in aller Ruhe in den Himmel. Du hast genug Zeit dafür, deine innere Ressource aufzumalen.
- Dein tiefer Atem ist ganz ruhig, aber trotzdem kraftvoll genug, um mit jedem weiteren Atemzug dein persönliches Wort weiterzuschreiben und es am Himmel erscheinen zu lassen.

- Deine Atemzüge sind im Einklang mit der Natur, die dich umgibt. Du fühlst dich verbunden mit dem Himmel, an den du malst, mit den frischen und sommerlichen Farben, die du zum Malen verwendest, und mit dir selbst.
- Nimm das wunderbare Wort, das du gemalt hast, nochmals in seiner Gesamtheit wahr. Lass es auf dich wirken! Verweile noch weiter in der Harmonie, in der dein Atemrhythmus dein Malen begleitet hat. Nimm dieses angenehme Gefühl tief in dich auf und nimm es mit ins Hier und Jetzt. Atme noch einmal tief durch und dann öffne deine Augen in deinem eigenen Tempo.
- Bleib ruhig noch etwas sitzen oder liegen, lass die Übung noch etwas nachwirken und achte darauf, dass dein Kreislauf stabil ist, bevor du aufstehst.

## Zuversicht gewinnen

Sie haben nun die erste Panik bei einem beginnenden Migräneanfall abgelegt. Das hat Ihnen dabei geholfen, wieder klarer zu sehen. Somit konnten Sie auch Kontakt zu Ihrem Körper herstellen und auf Ihre Bedürfnisse eingehen. Sie haben sich in dieser Phase dabei unterstützt, indem Sie sich das zugestanden haben, was Sie gerade benötigen. Sie haben sich auch die Zeit genommen, Ihre inneren Ressourcen ausfindig zu machen. Wie können Sie es nun schaffen, diesen eingeschlagenen Weg weiterzugehen? Indem Sie weiter dranbleiben, üben, ausprobieren und - wie immer wieder betont - geduldig mit sich bleiben. Das alles schafft Sicherheit, in einer schwierigen Situation Ihre inneren Ressourcen abrufen zu können. Werkzeuge und Techniken, die Sie kennengelernt und ausprobiert haben, auch anwenden zu können.

Und sollte sich dazwischen doch mal Trübsal oder ein Rückschlag einschleichen, dann denken Sie wieder daran: Das ist kein Versagen, sondern eine Rückmeldung. Und genau in dieser Situation wird Sie auch folgende Übung dabei unterstützen, zuversichtlich zu bleiben und nach vorne zu blicken!

### Mit einem Lächeln zu mehr Zuversicht

**Dauer: Du darfst dir dafür so lange Zeit nehmen, wie es dir guttut!**

- Setz oder leg dich bequem hin. Du darfst es dir so richtig gemütlich machen. Schließ deine Augen. Es tut so gut, dir einmal eine kurze Auszeit zu gönnen!
- Atme tief durch, und lass nun eine Situation vor deinem geistigen Auge entstehen, in der es dir so richtig gutgegangen ist. In der du dich so richtig wohlgefühlt hast. Einen Moment, den du so richtig genossen hast. In dem du unbeschwert und glücklich warst. Dich wohl gefühlt hast. Nimm die erste Situation, die dir in den Sinn kommt; genau dieser Moment ist es, der dir jetzt Kraft und Zuversicht verleiht.
- Nimm deine gewählte Situation bewusst wahr. Wie sieht dein Umfeld aus? Was machst du? Was ist das Besondere an diesem Moment? Was fühlst du? Was macht dieser Augenblick mit dir? Nimm diese Situation mit allen Sinnen wahr. Spür die besondere Ausstrahlung, die zuversichtliche Stimmung, die sich nun auch auf dich überträgt.
- Und während du an diesen Moment denkst, übertrage diese schönen Gefühle und zaubere ein Lächeln auf deine Lippen. Spür die wohltuende Wirkung. Nimm wahr, was das Lächeln mit dir macht.
- Nimm diese positive Stimmung und dein Lächeln noch einmal bewusst wahr. Atme tief durch und komm mit der Aufmerksamkeit wieder langsam und in deinem eigenen Tempo zurück. Vielleicht tut es dir gut, noch etwas sitzen oder liegen zu bleiben, um die wohltuende Wirkung dieser Übung noch länger nachwirken zu lassen.

# Die Migräne meldet sich zurück

## Wenn es dann doch wieder passiert

Gerade am Anfang Ihres Weges können immer wieder Situationen auftreten, in denen sich die Migräne lauthals zurückmeldet. Aber das sollte Sie noch mehr darin bestärken, weiterzumachen und nicht aufzugeben. Sie befinden sich in einem Veränderungsprozess. Und Veränderung erfolgt meist nicht über Nacht, sondern ist ein lebenslanger Prozess. Sie kämpfen hierbei nicht *gegen* Ihre Migräne, sondern *für* sich. Vielleicht sogar für ein neues Ich? Mit Ihrer Entschlossenheit sind Sie schon so weit gekommen und haben sich selbst viel besser kennengelernt. Sie leben schon viel bewusster. Lassen Sie sich nun nicht entmutigen und geben Sie bloß nicht auf halber Strecke auf!

**Denn auch wenn Sie schon mit Schmerzen aufwachen oder den Anfall nicht abwenden konnten, können Sie noch immer etwas für sich tun, um auch mit dieser belastenden Situation besser umzugehen.** Um sich auch in diesem Akutfall mental stärker und stabiler zu fühlen als bisher. Um den Leidensdruck mildern zu können und die Selbstheilungskräfte Ihres Körpers zu aktivieren.

## Was tun, wenn nichts mehr geht?

**Karin, 48,** wacht am Nachmittag auf und spürt in ihren Kopf hinein. Entwarnung, die Schmerzen sind deutlich schwächer geworden. Aber sonst tut ihr noch alles weh – so richtig kraftlos fühlt sie sich. Verständlicherweise – wie lange hat sie jetzt schon nichts mehr gegessen? Langsam steht sie auf und geht in die Küche. Zu essen wagt sie noch nicht, aber ein Tee wäre jetzt mal für den Anfang ganz gut. Zur Sicherheit holt sie aber die Mahlzeit, die sie vorbereitet hat, aus dem Tiefkühlfach. Sie hat immer eine Notfallration für ihre Migräneanfälle vorgekocht. Etwas, das sie auch in dieser Situation essen kann und verträgt. Langsam beginnt sie, erste Dinge zu tun, um wieder Kraft zu gewinnen. Das Fenster aufmachen, frische Luft hereinlassen. Doch sie merkt, dass ihr noch nicht alles so leicht von der Hand geht. Ist der Migräneanfall noch immer nicht vorbei? Bitte nicht! Sie kann doch nicht mehr! Soll sie gleich noch eine Tablette nehmen und sich wieder hinlegen oder ist ihr nur flau, weil sie nichts im Magen hat? Langsam und schleichend kommen auch die Kopfschmerzen wieder zurück. Es war doch schon deutlich besser – wie kann das nur sein? Verzweiflung breitet sich in Karin aus. Wie soll sie die nächsten Stunden überstehen?

Wenn die Migräne schon länger Ihre Begleiterin ist, dann werden Sie sicher schon einiges ausprobiert haben, um diese Zeit erträglicher zu machen. Vielleicht etwas, das Sie früher gemacht haben, das jetzt aber in Vergessenheit geraten ist. Oft ist unsere eigene Intuition der beste Ratgeber! Diese Übung ist einfach, aber wertvoll, weil sie Ihnen den aktuellen Stand vor Augen führt. Und Sie sich dadurch wieder ein bisschen besser kennenlernen.

### Ressourcen sammeln

Was ist deine bisherige Strategie in dieser Zeit?

.............................................................................................................

Was hat dir bisher gut geholfen?

.............................................................................................................

Was beruhigt dich?

.............................................................................................................

Was verschafft dir Linderung?

.............................................................................................................

Wobei würdest du noch Unterstützung benötigen, um den Leidensdruck zu lindern?

..........................................................................................................

..........................................................................................................

Vielleicht ist es jetzt auch an der Zeit, zusätzlich zu den bisherigen, gut funktionierenden Strategien etwas anderes auszuprobieren.

Ziel der nachfolgenden Methoden ist es, sie einfach und intuitiv anwenden zu können. Sie werden in dieser Phase keine Energie mehr für komplexe Abläufe haben. Ihr Körper benötigt die ganze Kraft für die Bewältigung des Migräneanfalls, und Selbsthilfestrategien sollten in dieser Phase daher keine zusätzliche Belastung darstellen.

Gerne können Sie natürlich auch Techniken aus den vorangegangenen Kapiteln anwenden, wenn es Ihnen guttut! Alles, was Sie unterstützt, darf sein und ist gut so, wie es ist.

## Ausstieg aus dem Teufelskreis Stress – Migräne – Stress

S. 25–28

Können Sie sich noch an den **Stress-Migräne-Stress-Kreislauf** erinnern? Dabei haben Sie für sich herausgefunden, welche Emotionen die Migräne in Ihnen auslöst, wie Sie darauf körperlich und auch emotional reagieren und wie Sie sich in weiterer Folge verhalten. Für den Zeitpunkt, an dem Sie erkennen, dass ein Migräneanfall beginnt, haben Sie die nachfolgende Übung bereits durchgeführt. Doch auch in Momenten, in denen der Kopf nicht mehr klar denken kann, laufen die Räder im Gehirn weiter. Und auch diese Gedanken können nur dann verändert werden, wenn sie Ihnen bewusst sind. Wie fühlt sich denn nun die Zeit an, in der Sie einen Migräneanfall haben?

## Einmal genau hinspüren III

Wir alle wissen, dass es nicht einfach ist. Aber vielleicht gelingt es Ihnen, in dieser schweren Zeit Ihre Gedanken wahrzunehmen und festzuhalten. Sie können sich Notizen machen, wenn Sie das schaffen. Oder, wenn das nicht mehr geht, Ihre Gedanken mit der Mikrofon-Funktion Ihres Handys aufnehmen.

- Welche Gedanken gehen dir durch den Kopf, wenn es dir so richtig schlecht geht?
- Wie gehst du nun mit dir um? Fürsorglich und liebevoll? Oder eher anklagend und wütend? Oder vielleicht auch verzweifelt und hoffnungslos?
- Merkst du die Veränderungen in Ihrer Körperhaltung? Wie fühlt sich diese Situation physisch an?

Wie können Sie es nun schaffen, dass Ihre Gedanken Sie in diesem Moment nicht noch zusätzlich belasten und unter Druck setzen? Anregungen dazu finden Sie im nachfolgenden Kapitel **„Situation annehmen“**. S. 158

Untrennbar damit verbunden ist ein positiver Umgang mit belastenden Emotionen, die bei einem akuten Anfall ganz sicher auch bei Ihnen auftreten. Es ist gut, sie zu erkennen und anzunehmen. Sie haben lange genug versucht, Ihre Gefühle wegzusperren, um nur ja nichts wahrnehmen zu müssen. Um weiter zu funktionieren. Um ja nicht zu merken, wie es Ihnen wirklich geht! Erst wenn Sie sich bewusstwerden, welche Emotionen mit einem beginnenden Migräneanfall auftauchen, sind Sie ihnen nicht mehr machtlos ausgeliefert. Zur Erinnerung: Wie Sie einen guten Umgang mit Ihren Gefühlen lernen können, finden Sie **„Umgang mit Emotionen“**. S. 102–104

Welche Methoden helfen nun auch wirklich, den Leidensdruck zu mindern? Wie kann eine mentale Schmerzauflösung funktionieren? Dazu finden Sie mehr unter **„Linderung des Leidensdrucks“**. S. 160–167 Zum Abschluss dieses Kapitels finden Sie unter **„Ich darf ich sein“** noch Gedanken dazu, wie Sie in dieser Phase ganz bewusst auf sich achten können und dass es jetzt wirklich einmal nur um Ihre Bedürfnisse gehen darf. S. 174–181

## Situation annehmen

Ihre aktuell vorliegende Situation ist sehr belastend, darüber sind wir uns einig. Sie leiden. Sie leiden nicht nur körperliche Schmerzen, sondern auch seelische. Darum ist es umso wichtiger, den Moment annehmen zu können, ohne ihn zu bewerten. Denn erst mit der Bewertung, unserer kognitiven Färbung, beginnen Sie, gegen die Migräne anzukämpfen. Und mit diesem Kampf fließt die ganze Energie, die Sie viel dringender zur Bewältigung des Migräneanfalls benötigen, in Ihr Gedankenkarussell. Wie können Sie nun daraus aussteigen?

Bei der nachfolgenden Übung nehmen Sie den Moment bewusst wahr und nehmen einfach an, was ist. Sie fokussieren sich nur auf das Hier und Jetzt. Mit dem Atem unterstützen Sie sich dabei selbst. Die Übung ist so einfach gehalten, dass Sie sie auch bei starken Schmerzen und zur Überbrückung von Krisensituationen anwenden können. Die Technik wird Ihnen innere Ruhe schenken. Sie können diese Übung im Sitzen oder im Liegen durchführen und so lange machen, bis sich innere Ruhe bei Ihnen einstellt.

### Annehmende Achtsamkeitsübung

**Dauer: Du darfst dir dafür so lange Zeit nehmen, wie es dir guttut!**

- Atme tief durch und komm ganz bei dir an.
- Bei jedem Einatmen sag zu dir: „den Moment leben", und bei jedem Ausatmen sag zu dir: „den Moment annehmen". Du kannst das laut aussprechen oder, wenn dir das momentan zu anstrengend ist, gerne auch innerlich sagen. Indem du dich deiner Situation, deinen Schmerzen, den belastenden Gedanken oder Emotionen stellst, kannst du andere Möglichkeiten entdecken, damit umzugehen. Du nimmst nun eine andere Sichtweise aus sicherer Entfernung ein.
- Konzentrier dich nur auf den Augenblick und deine Atmung: einatmen und ausatmen.
- Nimm alles an, was kommt. Jeden Gedanken und jede belastende Emotion.
- Stell dich nicht dagegen, sondern begegne ihnen mit annehmender Offenheit.

- Atme weiterhin durch und akzeptiere alle deine Empfindungen.
- Öffne dich dafür und lass es zu.
- Atme so lange tief ein und aus und sage dir dabei „den Moment leben" und „den Moment annehmen", bis du dich versöhnlicher und ruhiger fühlst.

## Distanz zu negativen Emotionen

*Wenn ich mich verändere,*
*verändert sich die Welt.*

Novalis

Wie schon mehrfach erwähnt: Wenn sich ein Migräneanfall anbahnt, antwortet der Körper nicht nur mit einer Stressreaktion und die Gedanken beginnen noch mehr zu rasen als sonst, es kann auch die Stimmung ins Bodenlose fallen.

Wenn Ihre Emotionen gleich zu Beginn eines Migräneanfalls das Kommando übernehmen, können Sie auch keine klare Entscheidung mehr treffen. Erst mit der nötigen Distanz zu Ihren Emotionen können Sie wieder klarer sehen. Das bedeutet nicht, dass Sie Ihre Gefühle unterdrücken und wegschieben sollen! Doch der richtige Abstand dazu verschafft Klarheit und innere Ruhe. Und das bedeutet, Sie übernehmen wieder das Kommando.

## Depressive Verstimmung als Phase

In der Vorbotenphase, der ersten Phase eines Migräneanfalls, kann es sogar Tage vor den „eigentlichen" Schmerzen zu Reizbarkeit, Abgeschlagenheit, getrübter oder euphorischer Stimmung kommen. Und auch in der letzten Phase, der Abklingphase, die bis zu 48 Stunden dauern kann, können Sie sich noch sehr müde oder abgeschlagen fühlen bzw. sich in euphorischer oder – im Gegenteil – depressiver Verstimmung erleben. Diese Achterbahn von Himmelhochjauchzend zu einem Häuflein Elend ist wahnsinnig belastend und anstrengend. Migräne geht oft mit depressiver Verstimmung einher, wodurch Sie sich möglicherweise Ihren Emotionen ausgeliefert fühlen. All das sind Symptome, die zu einem Migräneanfall dazugehören. Es ist eine Phase, die Sie durchlaufen - und Phasen sind vergänglich. Schon allein dieses Wissen kann oft sehr entlasten.

### Sie sind nicht Ihre Gefühle

Sie sind nicht Ihre Emotion, sondern Sie fühlen sie! Das bedeutet: Sie SIND nicht traurig, sie FÜHLEN sich traurig. Oder Sie spüren die Traurigkeit und drücken sie z. B. durch Weinen aus. Dieser kleine Unterschied zeigt Ihnen, dass Sie sich bald auch wieder anders fühlen können. Oder dass auch Raum für mehrere Gefühle gleichzeitig da sein darf. Halten Sie sich vor Augen: „Ich bin nicht meine Gefühle. Ich fühle sie nur. Und diese Gefühle, die mich jetzt belasten, gehen auch wieder vorbei."

Auch das verschafft Ihnen Distanz und die Zuversicht, dass Sie sich in einer Phase befinden. In einer Phase, die Sie durchleben und meistern werden. Doch diese Phase ist nicht dauerhaft!

## Linderung des Leidensdrucks

Was können Sie nun gezielt unternehmen, um besser mit dem Leiden und Ihrem Schmerzempfinden umzugehen? Was können Sie für sich tun, wenn Sie schon am Ende Ihrer Kräfte angelangt sind? Wie können Sie Ihre Selbstheilungskräfte stärken? Im nachfolgenden Teilkapitel finden Sie Anregungen zu verschiedenen Übungen. Bitte führen Sie diese zu Beginn erst einmal einzeln durch - zu einem Zeitpunkt, zu dem keine Migräne in Sicht ist - und üben Sie sie mehrfach. Als „Profi" werden Sie sie dann intuitiv anwenden, an Ihre jeweilige Situation anpassen oder auch kombinieren können, wenn Ihnen das besonders guttut. Die nachfolgenden Techniken sind Übungssache, also bitte verzweifeln Sie nicht sofort, sollte es nicht gleich beim ersten Mal gut funktionieren. Es sind Hilfestellungen, damit Sie individuell für sich die beste mentale Unterstützung finden. Experimentieren Sie, vertrauen Sie Ihrem Körpergefühl und Ihrer Kreativität!

## Nicht gegen, sondern mit dem Schmerz

Druck erzeugt immer Gegendruck. Gegen den Schmerz anzukämpfen, kostet immens viel Kraft und bringt Ihnen keine Erleichterung. Es ist an der Zeit, einen anderen Weg auszuprobieren – den der Akzeptanz. Anders gesagt, Sie lernen, den Schmerz anzunehmen. Das Thema „annehmen" oder „akzeptieren" finden Sie in diesem Ratgeber immer wieder, weil diese Einstellung Ihnen dabei hilft, gelassener mit Ihrer Situation umzugehen.

Die nachfolgende Übung kann zu Beginn etwas schwierig sein, weil es darum geht, sich dem Schmerz zu stellen. Ihn wahrzunehmen und hinzuspüren. Nicht vor ihm davonzulaufen oder ihn zu verdrängen. Das kann dazu führen, dass Sie Ihren Schmerz im ersten Moment intensiver wahrnehmen als zuvor. Lassen Sie sich davon bitte nicht verunsichern und führen Sie die Übung bis zum Ende durch, wenn es Ihnen möglich ist. Lesen Sie die Übung vorab gut durch, damit Sie sie im Bedarfsfall ohne Anleitung anwenden können. Idealerweise üben Sie die Technik vorab einige Male, wenn Sie schmerzfrei sind, und stellen Sie sich dabei die Stelle vor, an der Ihr Schmerz normalerweise sitzt. Sie können diese Übung im Sitzen oder auch im Liegen durchführen – ganz nach Ihrem eigenen Befinden.

### Dem Schmerz Raum geben

**Dauer: Du darfst dir dafür so lange Zeit nehmen, wie es dir guttut!**

- Atme tief durch und nun lenk deine Aufmerksamkeit ganz sanft zu deinem Schmerz. Spür bewusst hin. Nimm ihn in seiner Gesamtheit wahr. Wo bemerkst du ihn am intensivsten? Lass das schmerzhafte Gefühl zu, lauf nicht vor ihm davon. Begegne ihm mit Offenheit.
- Atme weiterhin tief ein und aus und versuch nun, deinem gesamten Kopfbereich mehr Raum zu geben. Genau dort, wo der Schmerz sitzt oder das Pochen stattfindet. Druck erzeugt immer nur mehr Gegendruck. Gib ihm mehr Platz, damit sich diese Belastung auflösen kann. Weite das Areal rundherum noch mehr aus, schaff dir mehr Raum.

- Nimm die Veränderung wahr. Lass sie zu. Spür die Erleichterung. Fühl, wie der Schmerz ohne Gegendruck seine Kraft verliert und dadurch sanfter wird. Wie es leichter wird, sich weicher anfühlt.
- Beobachte, was sich verändert, und bleib ganz bei dir. Wenn du Linderung bemerkst, dann lass es zu. Bleib ruhig noch etwas liegen oder sitzen und lass die Übung noch nachwirken. Achte auch darauf, dass dein Kreislauf stabil ist, bevor du aufstehst.

## Den Schmerz wegatmen

Täglich atmen wir je nach Alter und körperlicher Verfassung ca. 25.000 Mal ein und wieder aus. Normalerweise erfolgt dieser lebensnotwendige Vorgang vollkommen automatisch und unbewusst. Meistens wird uns unser Atem erst dann bewusst, wenn wir durch körperliche Betätigung aus der Puste kommen, uns in einem schreckhaften Moment der Atem stockt oder wir durch lauter Stress nur mehr ganz flach atmen.

Unser Atemrhythmus hat eine große Auswirkung auf uns, und wenn wir lernen, unseren Atem bewusst wahrzunehmen, dann können wir seine Kraft aktiv erleben und in verschiedensten Situationen des Lebens nutzen. Eine tiefe, bewusste Atmung kann uns dabei unterstützen, uns zu entspannen, innerlich zur Ruhe zu kommen, zu regenerieren oder unsere Achtsamkeit für unser Befinden zu schärfen. Bei der Übung **„Bodyscan"** haben Sie bereits die Wirkung des Atmens kennengelernt.

S. 73

Der Atem kann aber auch die Energiezufuhr in unseren Körper erhöhen, uns neuen Schwung verleihen und so unser generelles Wohlbefinden unterstützen. Bei Schmerzen können wir uns unsere Atmung auch zunutze machen, um Blockaden und Druck aufzulösen und unsere Energie wieder frei fließen zu lassen. Wie bei der Übung **„Stressabbau on the go"** können Sie sich selbst durch die heilsame Wirkung des Atmens auch bei akuten Schmerzen unterstützen.

S. 103

Die nachfolgende Übung ist schnell zu erlernen; bitte lesen Sie sie vorab durch und trainieren Sie sie mehrfach, wenn Sie in einer guten und schmerzfreien Verfassung sind. Die Durchführung ist leicht, sodass Sie sie auch bei Schmerzen durchführen können. Gerne können Sie den Ablauf mental nach Ihren eigenen Vorstellungen und Bedürfnissen umgestalten. Ihrer Fantasie sind dabei keine Grenzen gesetzt – alles, was Ihnen guttut, ist erlaubt und gut so, wie es ist.

Wenn Sie bei dieser Übung zur Ruhe kommen, der Schmerz nachlässt und Sie dabei einschlafen, ist es das Beste, was Sie Ihrem Körper in dieser Phase geben können.

### Den Schmerz wegatmen

**Dauer: Du darfst dir dafür so lange Zeit nehmen, wie es dir guttut!**

- Stell dir vor, du sitzt in einem Strandkorb an der frischen Luft. Es ist ein angenehmer Tag, es hat genau die richtige Temperatur, die jetzt gut für dich ist. Der Strandkorb hat ein schützendes Dach und genug Platz für dich, damit du gut und entspannt sitzen kannst. Du hast eine Decke mit, kannst dich so richtig hineinkuscheln und es dir so bequem machen, wie es dir jetzt gerade möglich ist. Vor dir siehst du einen schönen, blauen See, aber gerne kannst du in deiner Vorstellung auch die Augen schließen, wenn das angenehmer für dich ist. Du verspürst eine sanfte Brise – genau angenehm für dich, um für Frischluft und genügend Sauerstoff für deine Kopfregion zu sorgen.
- Und nun atme ganz tief durch – nimm mit jedem Einatmen klare, frische Luft auf und stell dir vor, dass diese frische Luft genau an jene Stelle deiner Kopfregion hinzielt, an der du jetzt die meisten Schmerzen wahrnehmen kannst. Spür die angenehme, kühle Wirkung und den leichten Druck von außen. Lass es zu, dass sich die heilsame Wirkung des Einatmens voll entfaltet.
- Bei jedem Ausatmen stell dir vor, wie du ein bisschen von dem Schmerz und von dem Druck, der auf dieser Stelle lastet, ausatmest. Nimm wahr, wie es leichter wird, wie das Pochen nachlässt – du kannst den Schmerz einfach ausatmen.

- Und nun atme wieder kühle, frische Luft ein, spür sie genau dort, wo es dir jetzt am besten tut, und dann atme wieder ein bisschen mehr von deiner Belastung aus.
- Wenn du bemerkst, dass es dir bessergeht, kannst du dir auch vorstellen, wie du es dir in deinem Strandkorb nun so gemütlich machst, dass du dann ganz beruhigt und sicher einschlafen kannst. Du bist durch das Dach gut geschützt und die Decke macht es dir nun auch noch so richtig kuschelig. Ganz sanft darfst du nun einschlafen.

## Mentale Schmerzauflösung

Die wichtigste Selbsthilfemaßnahme, die Sie selbstständig durchführen können, ist die Aktivierung der eigenen Ressourcen durch eine mentale Schmerzauflösung. Dieses Verfahren verbessert Ihre Selbstkontrolle bezüglich Ihres körperlichen Befindens. Es kann Ihnen auf diese Weise gelingen, sich von Ihren Schmerzen zu distanzieren und dadurch das Gefühl des Ausgeliefertseins zu verringern.

Dabei aktivieren Sie Ihre Selbstheilungskräfte und sorgen für eine Verbesserung des körperlichen Befindens. Ihr Körper kann durch diese Übung eigene Schmerzmittel – sogenannte Endorphine – entwickeln, wodurch Ihre Schmerztoleranz steigt und Sie den Schmerz nicht mehr als so intensiv wahrnehmen. Zusätzlich dazu kann Ihnen der mentale Ansatz in dieser Situation helfen, in eine stabile mentale Grundstimmung zu kommen und eine zuversichtliche Haltung zu erlangen.

Idealerweise üben Sie auch dieses Verfahren in einer normalen, schmerzfreien Situation, um sie dann im Akutfall anwenden zu können. So gewinnen Sie die Sicherheit und Zuversicht, auch in der schlimmsten Phase ein effektives Werkzeug zur Verfügung zu haben.

Bitte vertrauen Sie auch hier Ihrem Körpergefühl und Ihrer Intuition – diese werden Sie führen, damit Sie diese Anleitung individuell an Ihr Bedürfnis anpassen können. Sie können dabei nichts falsch machen, außer es nicht zu probieren oder gleich beim ersten Mal aufzugeben. Probieren Sie die Wirkweise aus, experimentieren und finden Sie so heraus, was Ihnen guttut und Linderung verschafft!

Idealerweise führen Sie diese Übung im Liegen durch; sollten Sie gegen Ende der Übung einschlafen, ist das vollkommen in Ordnung. Zur Ruhe zu kommen und zu schlafen, wird Sie in dieser Phase nur noch zusätzlich unterstützen.

Bitte führen Sie diese Technik nur nach gründlicher medizinischer Abklärung Ihrer Symptome und begleitend zu Ihrer medizinischen Therapie durch. Sollte dieses Verfahren nicht funktionieren oder sollten Sie bei der konkreten Umsetzung noch Unterstützung benötigen, wenden Sie sich bitte an einen erfahrenen Experten, der mit diesem imaginativen Verfahren vertraut ist.

## Den Schmerz auflösen

- Leg dich so bequem hin, wie es dir jetzt im Moment möglich ist. Nimm dir ruhig die Zeit, die du brauchst, um eine für dich angenehme Position zu finden.
- Atme etwas länger aus, als du es sonst tun würdest, und schließ deine Augen. Lass Ruhe in deinen Körper einkehren.
- Und nun lenk deine Aufmerksamkeit ganz sanft zu deinem Schmerz und spür bewusst hin. Nimm ihn in seiner Gesamtheit wahr. Wo befindet er sich genau? Wo bemerkst du ihn am intensivsten? Wie fühlt er sich an? Wie verhält er sich?
- Im ersten Moment kann es sein, dass dir der Schmerz intensiver vorkommt. Lauf nicht vor ihm davon. Lass trotzdem zu, ihn wahrzunehmen.
- Welche Umrisse hat dieses Konstrukt? Wie ist seine Beschaffenheit? Strahlt es eine Farbe ab?
- Nimm dir Zeit, hinzuspüren. Beobachte, was sich verändert, und lass diese Veränderung zu.

- Du kannst alles tun, was dich jetzt unterstützt! Vielleicht möchtest du das Konstrukt mit etwas Weichem umhüllen? Aus einem Material, das dämpfend wirkt? Das abfedert, beruhigt und den Bereich rund um dein Gebilde schützt? Dann mach genau das. Deiner Fantasie und Vorstellungskraft sind hier keine Grenzen gesetzt ... was kannst du hier gezielt einsetzen? Alles, was dir guttut, ist erlaubt.
- Nun hast du das Konstrukt schon in seine Grenzen gewiesen. Es hat schon an Kraft verloren. Du hast es bereits abgeschwächt und eingedämmt.
- Stell dir jetzt vor, dass du es schrumpfen lässt. Du brauchst es nicht mehr! Was benötigst du, damit du dein geformtes Konstrukt noch weiter schrumpfen lassen kannst? Damit es kleiner wird, leichter, unbedeutender? Damit es verblasst?
- Beobachte, was sich verändert.
- Du kannst dich dabei auch mit deiner Atmung unterstützen: Mit einem gezielten Einatmen kannst du den Bereich auflockern. Oder auch bewusst deinen Atem in der Temperatur hinschicken, die dir hilft, die Form schrumpfen zu lassen. Manchmal kann Kühle beruhigend wirken. Auch die Intensität des Atemstrahls kannst du bewusst einsetzen, um die Form aufzuspalten und in kleine Einzelteile zu zerlegen.
- Was brauchst du sonst noch im Moment, was kannst du machen, um es zu verkleinern und abzuschwächen? Mach genau das. Mach es in deinem eigenen Tempo. Alles ist erlaubt dabei, dir stehen alle Werkzeuge zur Verfügung, die du benötigst. Lass deine Fantasie spielen. Befreie dich!
- Mit jedem Ausatmen kannst du die Form noch kleiner machen, schrumpfen lassen oder ein Stückchen mehr abtransportieren. Einfach auflösen und ausatmen. Auch hier kannst du den Atem wieder genau so wählen, wie es für dich passt. Entweder sanft und ruhig oder auch fester und mit einem Stoß, um die Teilchen aus deinem Kopf zu entsorgen.
- Auch wie du die Teilchen abtransportierst, ist ganz dir überlassen. Vielleicht lösen sie sich einfach auf? Jetzt, wo sie zerteilt sind und ihre Wirkung verloren haben? Vielleicht atmest du sie einfach aus? Übergibst sie der Luft? Vielleicht kannst du sie über deine Hände abtransportieren und wegfließen lassen? Spür in dich hinein. Intuitiv wirst du genau das Richtige tun.

- Lass dir Zeit und unterstütze dich weiterhin mit deiner Atmung.
- Merkst du, wie sich dein Kopf immer leichter anfühlt, spürst du die Befreiung? Immer gelöster und immer freier. Nimm die Veränderung wahr.
- Spür nach, ob du noch etwas brauchst, damit dein Körper sich wieder ganz erholt. Wenn ja, dann führ ihm mental genau das zu, was er jetzt braucht. Was du jetzt brauchst.
- Du kannst auch gerne eine Hand gezielt auf das betroffene Gebiet legen und dir auf diese Weise selbst als Unterstützung mit einer sanften Berührung Trost spenden.
- Atme tief durch und komm mit der Aufmerksamkeit wieder ganz langsam zurück. Reck und streck dich noch etwas in der liegenden Position. Vielleicht tut es dir gut, noch etwas liegen zu bleiben. Möglicherweise möchtest du zur weiteren Erholung noch etwas schlafen? Vielleicht möchtest du aber auch langsam aufstehen und den Kreislauf etwas in Schwung bringen? Mach genau das, wonach dir ist! Geh achtsam und fürsorglich mit dir um.

## Akupressur

Eine wirksame und hilfreiche Möglichkeit, sich bei Schmerzen rasch Linderung zu verschaffen, stellt die Akupressur dar. Diese Therapieform der Traditionellen Chinesischen Medizin (TCM) wird seit über 5000 Jahren praktiziert und unterstützt uns dabei, unser Energieniveau im Körper auszubalancieren, die Selbstheilungskräfte zu aktivieren und Körper und Geist in Einklang zu bringen. Bei Beschwerden ist die Akupressur als natürliche Selbsthilfemaßnahme innerhalb von Sekunden umzusetzen, hochwirksam und im Notfall auch an sich selbst und ohne weitere Hilfsmittel anzuwenden.

Jedem unserer Organe in unserem Körper sind bestimmte Punkte zugeordnet, die mehr oder weniger tief unter der Haut sitzen, jedoch immer von der Oberfläche aus erreichbar sind. Wird nun ein solcher einzelner Körperpunkt oder auch die Kombination mehrerer Stellen mit leichtem oder stärkerem Druck massiert, so beeinflusst dieser bewusst gesetzte Reiz das zugeordnete Organ. Je nach behandeltem Punkt und Art der Berührung kann die heilende Wirkung entweder anregend oder beruhigend ausfallen. Wird auf den richtigen Körperpunkt in der richtigen Weise Einfluss genommen, kommt es zu einer Reaktion. Genau diese Reaktionen des Körpers machen es so einfach, diese Selbstbehandlungsmethode anzuwenden.

Abhängig davon, an welcher Stelle Sie Ihren Kopfschmerz spüren, sind unterschiedliche Meridiansysteme, also Energiebahnen, die durch den menschlichen Körper laufen und jeweils bestimmten Organen zugeordnet werden können, involviert.

**Achtung!** Auch hier gilt wie bei der Ernährung, dass die Zuordnung der Organe nach der TCM nichts mit den physischen Organen zu tun hat. Eine Belastung z. B. des Magenmeridians sagt nichts darüber aus, in welchem Zustand sich Ihr Magen nach westlicher Medizin befindet.

Spüren Sie, wie meistens bei Migräne, den Schmerz **einseitig an der Schläfe**, ist hier die Leber-Gallenblasen-Energie betroffen. Der Verlauf des Gallenblasen-Meridians führt auch an der Schläfe entlang. Er ist besonders häufig für Kopfschmerzen zuständig. Den passenden Akupressurpunkt dafür finden Sie unter **„Geheimwaffe bei Migräne“**.

S. 170

Wenn Sie den Schmerz hingegen vorwiegend am **Scheitel** spüren, dann handelt es sich dabei um einen sogenannten „Leber-Kopfschmerz“. Diese Form geht oft mit Menstruationsbeschwerden einher – schließlich steht die Leber in der Chinesischen Medizin unter anderem für die Speicherung von Blut und für alles, was mit Blut zu tun hat. Die Leber wird als Partnerorgan der Gallenblase im Meridiansystem aus TCM-Sicht ebenso wie die Gallenblase oft mit Kopfschmerzen jeder Art in Verbindung gebracht.

Ist eher die **Stirn** betroffen, dann stehen die Schmerzen womöglich mit Ihrem Verdauungstrakt, also Ihrem Magen-, Dünndarm- und Dickdarm-Meridian in Verbindung. Oft gehen diese Kopfschmerzen mit Verdauungsproblemen wie Verstopfungen und Übelkeit nach dem Essen Hand in Hand.

Wenn sich Ihre Schmerzen in Form von **Nackenschmerzen** manifestieren, die dann nach vorne wandern, ist meist die Blasen-Energie betroffen. Auch um die **Augenbrauen** herum kann sich eine Blasen-Problematik deutlich zeigen. Diese Art von Schmerzen zeigt sich oft in besonderer Wetterfühligkeit, z. B. wenn Sie durch Zugluft, Klimaanlage oder Wind schnell Kopfschmerzen bekommen.

Wenn sich Ihr **ganzer Kopf** schwer und voll anfühlt, als ob Sie ein zu enges Stirnband tragen würden oder einen Helm aufhätten, deutet auf einen Spannungskopfschmerz hin. Dann ist vor allem der Milz-Meridian involviert. In diesem Fall liegt der Ursprung Ihrer Beschwerden ebenfalls im Verdauungstrakt.

Sie sehen, je nach Schmerzlokalisation sind unterschiedliche Meridiane betroffen. Da Migräne ja nicht „nur" aus dem Kopfschmerz allein besteht, gibt es natürlich auch unterschiedliche andere Druckpunkte, die helfen können. Je nachdem, wofür Sie die Selbstbehandlung gezielt anwenden möchten, gibt es Punkte, um z. B. den Augendruck zu mildern, den Kreislauf anzuregen, die Übelkeit abflauen zu lassen oder den Schmerz zu lindern. So individuell Ihre Migräne und der damit verbundene Leidensdruck ist, so individuell kann auch die ideale Behandlungsmethode bei Ihnen wirken.

Wenn Sie sich intensiver mit Akupressur auseinandersetzen möchten, wenden Sie sich bitte an einen erfahrenen Spezialisten, der Ihnen die für Sie am besten geeigneten Punkte bei einem akuten Migräneanfall ganz auf Ihre jeweilige Situation zugeschnitten zusammenstellt.

Die nachfolgenden Akupressurpunkte haben sich bei Migräne generell als sehr wirkungsvoll erwiesen:

## Für die akute Schmerzlinderung

### Dickdarm (Di) – Akupressurpunkt: Di 4

Diesen Akupressurpunkt finden Sie in der Vertiefung Ihrer Hand, wo sich Zeigefinger und Daumen treffen. Sie legen die beiden Finder ganz aneinander und bilden so eine Falte. Am Endpunkt dieser Falte legen Sie Ihren Daumen der anderen Hand auf und drücken nun gegen den Mittelhandknochen, also die Verlängerung des Zeigefingers. Der Druck erzeugt meist ein leicht „elektrisches" Gefühl oder einen intensiven Schmerz. Wenn Sie dieses Gefühl haben, dann wissen Sie, dass Sie richtig sind. Dieser Schmerz signalisiert, dass Sie diesen Druckpunkt im Moment ganz besonders benötigen. Schrecken Sie also bitte nicht davor zurück.

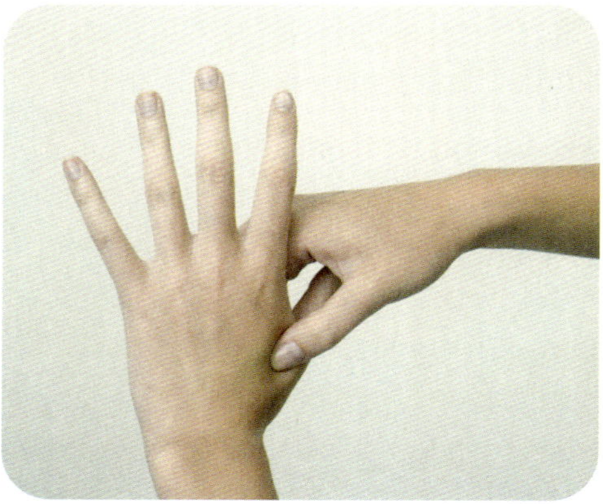

Drücken Sie den Punkt für ungefähr jeweils eine Minute, abwechselnd auf beiden Händen.

Dieser Anti-Schmerz-Punkt ist für seine schmerzlindernde und entzündungshemmende Wirkung bekannt und unterstützt auch dabei, überschüssige Wärme loszuwerden.

## Die Geheimwaffe bei Migräne

### Gallenblase (Gb) – Akupressurpunkt: Gb 20

Dieser Punkt befindet sich am unteren Hinterkopf, dort, wo der Schädel aufhört. Um ihn leichter zu finden, können Sie den Nacken von der Mitte aus Richtung Ohr entlangfahren, bis Sie die erste Vertiefung gefunden haben. Sie drücken Ihre Finger in diese kleinen Kuhlen. Auch hier spüren Sie, dass sich die Druckpunkte in Ihrem Empfinden wesentlich von der Umgebung unterscheiden. Das kann ein leichter Schmerz sein, aber auch dieses „elektrische" Gefühl.

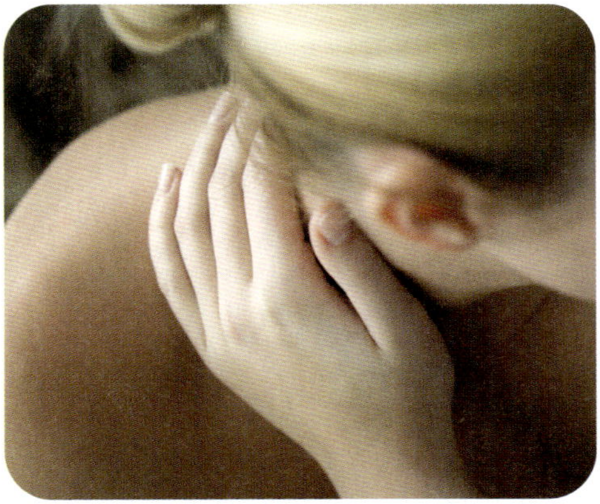

Stimulieren Sie diesen Punkt 1–3 Minuten, idealerweise auf beiden Seiten gleichzeitig.

Dieser Akupressurpunkt hilft Ihnen nicht nur bei der Schmerzlinderung, sondern unterstützt Sie auch bei schwierigen mentalen Zuständen oder wenn Sie das Gefühl haben, dass Ihnen im Moment alles zu viel wird.

## Gegen die Übelkeit

### Leber (Le) – Akupressurpunkt: Le 3

Dieser Punkt befindet sich auf dem Fuß zwischen der großen und der zweitgrößten Zehe, wenn Sie etwa drei Fingerbreit vom Zehenansatz in Richtung Knöchel wandern – also zwischen dem ersten und zweiten Mittelfußknochen – in einer Vertiefung.

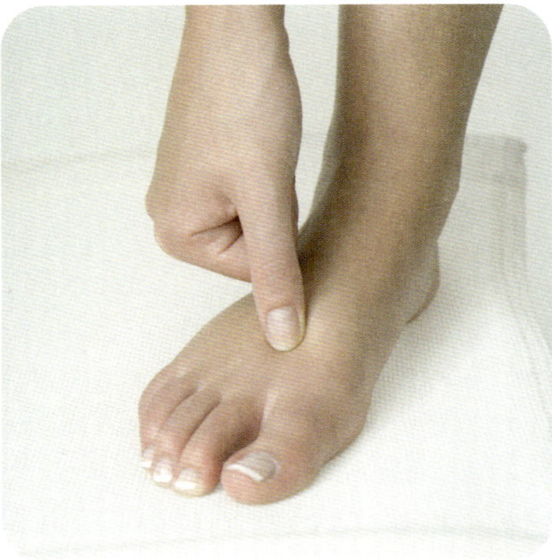

Massieren Sie ihn in kreisförmigen Bewegungen gegen den Uhrzeigersinn.

Dieser Akupressurpunkt kann Stress, Nervosität, Wut, Depressionen sowie Kopf- und Menstruationsschmerzen vertreiben. Zudem hat sich der regelmäßige energetische Druck auf diesen Punkt als sehr wirkungsvolle Maßnahme bei Übelkeit und Brechreiz sowie gegen Bluthochdruck erwiesen.

## Medikamente

**Nadine, 25,** fährt gerade mit dem Bus nach Hause. Sie merkt ganz deutlich, dass sie heute nicht ohne ihre Triptane auskommen wird. Ihr Kopf hat schon ganz zugemacht. Sie weiß genau, dass es ihre letzte Tablette ist, sie muss sich also rasch wieder ein neues Rezept besorgen. Wann soll sie denn auch wieder zum Arzt fahren? Wie machen das denn bitte andere berufstätige Leute? Vorsichtig holt sie das Medikament aus ihrer Kosmetiktasche. Diese Medikamente sind ihr noch wichtiger als ihr Handy – sie sind wirklich immer dabei. Während sie die Tablette aus der Folie löst, bremst der Bus scharf und die Tablette fällt hinunter. Oh nein, das war die letzte Tablette! Wo ist sie hin? Hektisch sucht sie ihren Schoß und den Sitz ab. Der Stress fährt ihr direkt in den Kopf – der Schmerz ist höllisch, sie kann gar nicht mehr klar denken. Wo ist diese verdammte Tablette hin? Dann sieht sie sie. Sie liegt auf dem Boden. Ekelhaft. Hoffentlich schaut ihr niemand zu! Doch sie hat keine andere Wahl – Augen zu und durch. Sie hebt die Tablette auf, wischt sie ganz vorsichtig ab, um nur ja nichts davon abzubrechen oder sie schon vorzeitig aufzulösen, und nimmt sie in den Mund. Demütigend! Am liebsten würde sie aus dem Bus aussteigen, falls sie doch jemand beobachtet hat, aber dazu fehlt ihr die Kraft.

Medikamente haben ihre Berechtigung, und es ist auch gut, dass es sie für Akutsituationen gibt. Jedoch sollten wir uns nicht zu sehr von ihnen abhängig machen. Außerdem können sie natürlich auch Nebenwirkungen verursachen, die den Körper dann in einer anderen Art und Weise belasten.

Wenn Sie häufig oder täglich Medikamente zur Behandlung akuter Kopfschmerzen einnehmen, kann das die Häufigkeit der Anfälle erhöhen und Ihre Kopfschmerzen chronisch werden lassen. Durch häufige Schmerzmitteleinnahme gewöhnen sich Ihre Gehirnzellen an die zugeführten Substanzen, und die beteiligten Rezeptoren stumpfen ab. Damit sich die erwünschte Wirkung weiterhin einstellt, brauchen Sie in weiterer Folge eine höhere Dosis. Ein Teufelskreis, weil Sie damit häufiger Tabletten einnehmen müssen und sich Ihr

Gehirn wiederum an die erhöhte Dosis gewöhnt. Dieser Übergebrauch kann einen eigenen Kopfschmerz verursachen, der von der häufigen Einnahme dieser Präparate ausgelöst wird und sich nicht anders anfühlt als der ursprüngliche Kopfschmerz. Dadurch ist die Unterscheidung schwierig und oft nur sehr schwer zu diagnostizieren. Übergebrauch kann also dazu führen, dass Sie sich nur noch durch einen Entzug von dieser Art von Kopfschmerzen wieder befreien können.

Daher ist es sehr wichtig, dass Sie Ihren Medikamentengebrauch im Auge behalten. Das gilt sowohl für rezeptpflichtige als auch für rezeptfreie Schmerzmittel. Nur weil etwas einfach so in der Apotheke erhältlich ist, heißt das nicht, dass Sie es einfach ohne nachzudenken einnehmen sollten.

Achten Sie darauf, an wie vielen Tagen Sie Schmerzmittel einnehmen – auch wenn es Phasen gibt, in denen Sie nicht wahrhaben wollen, dass Sie schon wieder etwas einnehmen müssen, um über die Runden zu kommen. Gerade dann ist es wichtig, genau hinzuschauen und auch Ihren behandelnden Arzt aufzusuchen, wenn sich an der Häufigkeit oder der Intensität Ihrer Migräneanfälle etwas ändert. Inzwischen gibt es auch sehr gute Apps zum Herunterladen, damit Sie Ihren Konsum, aber auch die Migräne selbst besser beobachten können. Alternativ können Sie auch ein Kopfschmerztagebuch verwenden, das Sie bei Ihrem Neurologen oder Ihrer Neurologin bekommen oder online finden. Gerne können Sie natürlich auch einfach auf einem Block oder in einem Notizbuch notieren, wie viele Präparate Sie zu sich nehmen. Wichtig ist, dass Sie einen Überblick haben. Und das sollten Sie nicht Ihrem Arzt oder Ihrer Ärztin zuliebe machen, sondern nur für sich! Um eigenverantwortlich mit Ihrer Migräne umzugehen.

Sprechen Sie bei Ihrem behandelnden Arzt oder Ärztin auch offen an, wenn Sie bemerken, dass sich Ihre Grundstimmung verschlechtert, Ihre Einstellung dem Leben gegenüber negativer wird, Sie unter Schlafstörungen leiden oder immer wieder mal unter Herzrasen leiden. Gehen Sie offen mit Ihren Beschwerden um, denn nur dann können Ihnen Ärzt*innen auch wirklich helfen. Sollten Sie sich von Ihrem Arzt oder Ihrer Ärztin nicht verstanden oder nicht gut beraten fühlen, holen Sie bitte eine Zweitmeinung ein. Verteufeln Sie nicht gleich die Medizin oder Ärzt*innen an sich, nur weil Sie einmal eine schlechte Erfahrung gemacht haben. Ändern Sie auch bitte nicht eigenmächtig die verschriebene Dosis – vor allem dann nicht, wenn Sie mehrere Medikamente gleichzeitig einnehmen!

Gehen Sie bitte auch nicht zu hart mit sich ins Gericht, wenn Sie zu Medikamenten greifen müssen, obwohl Sie lieber ganz ohne auskommen möchten. Es darf sein, dass Sie sich Linderung verschaffen, es darf sein, dass Sie es ohne nicht schaffen oder nicht schaffen wollen. Es wird immer wieder Situationen geben, in denen Sie entscheiden müssen, ob Sie „funktionieren" müssen oder sich schonen können. Mit dem Lesen dieses Ratgebers haben Sie schon einen großen Schritt in die richtige Richtung gemacht. Sie informieren sich damit über Alternativen zu Medikamenten. **Je mehr Möglichkeiten Sie kennen und je mehr Selbsthilfestrategien Sie anwenden können, desto unabhängiger und freier von Medikamenten können Sie werden.**

Das Ziel sollte sein, weniger Medikamente einnehmen zu müssen. Selbstbestimmt und unabhängig leben zu können. Da dürfen Sie auch kleine Erfolge und Zwischenziele feiern und auf sich stolz sein.

## Ich darf ich sein

***Sei du selbst,***
***alle anderen sind schon vergeben.***
Oscar Wilde

Bei **Susi, 54,** dauert der Migräneanfall schon seit Stunden an. Sie kann einfach nicht mehr. Diese Schmerzen – ihr Kopf droht zu explodieren! Und diese Übelkeit! Inzwischen ist ihr schon so schlecht, dass sie sich übergeben muss. Es ist fast eine Erleichterung, wenn alles raus kann, auch wenn sich der Druck im Kopf dabei noch verstärkt. Vor Kurzem ist sie noch auf allen Vieren ins Badezimmer gekrochen; inzwischen ist sie so schwach, dass sie es nicht mehr aufs WC schafft. Am liebsten wäre sie einfach am Gang liegengeblieben. Aber irgendwie hat sie es dann doch noch ins Bett zurückgeschafft. Die einzige Möglichkeit ist nun, sich in einen Kübel neben ihrem Bett zu übergeben. Ihr Mann ist wie immer zur Stelle, leert den Kübel aus und versichert ihr, dass alles gut ist und dass es bald besser wird. „Wie demütigend", denkt Susi. „Nicht einmal das schaffe ich mehr. Wie kann er mich überhaupt noch lieben und akzeptieren, so schwach und erbärmlich, wie ich bin?"

**„Ich darf ich sein" bedeutet, auch unsere verletzliche Seite ohne Angst zeigen zu dürfen. Keine Rolle mehr spielen zu müssen. Nicht auch noch in dieser Situation gefallen zu wollen oder alles allein durchstehen zu müssen.** Falls Sie gelernt haben, dass Sie immer stark sein müssen, Probleme allein lösen, gerne die Kontrolle behalten oder nur ja keinem zur Last fallen wollen, ist das kommende Kapitel genau das Richtige für Sie.

Denken Sie an den **Stressverstärker-Test** zurück. Auch bei einem Migräneanfall kann es sein, dass sich altbekannte Antreiber melden. Und gerade in dieser Situation, in der wir sowieso schon verletzlich sind und leiden, können diese dann zusätzlich großen Schaden anrichten. Uns noch weiter runterziehen, bis die Situation unerträglich und aussichtslos erscheint. S. 37

Sich bei einem Migräneanfall, bei dem man sich so richtig elend fühlt, selbst anzunehmen – das ist nicht einfach. Denn so möchten wir ja gar nicht sein. So schwach, vielleicht sogar noch weinerlich? Und wenn es denn schon sein muss, dann bitte doch ganz allein und so, dass keiner uns so sieht. Ist das auch Ihr Empfinden? Können Sie diese Seite von sich annehmen mit allen dazugehörenden Facetten? Oder spielen Sie oft herunter, wie schlecht es Ihnen wirklich geht? Übungen, wie Sie sich selbst besser annehmen können, sind im Kapitel **„Selbstannahme"** zu finden. Praxistipps, wie es leichter fällt, um die Hilfe zu bitten, die Sie in der Situation bitter benötigen, finden Sie unter **„Hilfe annehmen"**. S. 176–178 S. 179–181

## Selbstannahme

*Als ich mich selbst zu lieben begann, erkannte ich,*
*dass Seelenschmerz und emotionales Leid nur Warnzeichen dafür sind,*
*dass ich entgegen meiner eigenen Wahrheit lebe.*
*Heute weiß ich, das ist authentisch sein.*

Kim McMillen

Wie schon in der Einleitung angeführt, ist es für uns meist sehr schwer, uns so zu akzeptieren und anzunehmen, wie wir sind, wenn wir genau so nicht sein wollen. Aber auch diese Seite von uns gehört zu uns. Und sie möchte uns auch etwas aufzeigen. Sie möchte gesehen und gehört werden. Je mehr wir dagegen ankämpfen, desto mehr Kraft fließt in dieses Dagegenhalten. Wir machen es uns dadurch nur noch schwerer, als die Situation ohnehin schon ist. Je fürsorglicher und liebevoller wir mit uns selbst umgehen, je geringer der Widerstand, desto leichter werden die Anfälle ausfallen. Das heißt nicht, dass wir die Migräne freundlich begrüßen müssen und sagen: „Toll, dass du wieder da bist, jetzt kann ich mich endlich wieder mal ins Bett verkriechen und muss nichts tun!" Natürlich nicht – es geht darum, uns selbst so anzunehmen und zu lieben, wie wir sind. Mit allen Seiten, die nun mal dazugehören. Jeder Mensch hat Seiten, die er nicht mag, für die er sich schämt und die er am liebsten verstecken möchte. Bei Ihnen ist es eben jetzt gerade die Migräne. Sie müssen sich weder dafür schämen, noch müssen Sie sie verstecken. Diese Akzeptanz bedeutet, dass Sie den Ist-Stand anerkennen, so, wie er eben gerade ist. Wie schon in den vorherigen Kapiteln erwähnt, ist nur durch Akzeptanz wahre Veränderung möglich. Nochmals: Sie sind auf einem Weg. Sie sind dabei, Ihr Leben zu verändern. Das bedeutet aber auch, Sie dürfen diese Veränderung mit allen Aufs und Abs leben!

Sie haben für sich mit diesem Buch bereits bestärkende Gedanken formuliert, statt auf Ihre alten Glaubenssätze zu hören. Wie wäre es nun mit einer unterstützenden Formulierung, die Ihnen dabei hilft, sich auch in einer schwierigen Situation wie einem Migräneanfall wertzuschätzen und anzunehmen, so, wie Sie sind? Die Ihnen den Druck nimmt, anders sein zu müssen oder zu wollen, als

Sie nun einmal sind? Die Sie dabei unterstützt, einen liebevolleren und fürsorglicheren Zugang zu sich zu finden?

### Ich nehme mich so an, wie ich bin!

- Sag dir mehrfach am Tag laut oder nur innerlich folgenden Gedanken vor: „Ich nehme mich so an, wie ich bin!"
- Was bewirkt dieser Satz bei dir? Kannst du diese Worte auch wirklich so annehmen oder regt sich sofort Widerstand bei dir? Wenn es einen Widerstand gibt, was sagt er? Welcher innere Monolog läuft da in dir ab?
- „Ich kann mich doch nicht annehmen, weil ..."
- „Erst wenn ich ..., dann kann ich mich vielleicht annehmen."
- „Annehmen, was soll das überhaupt sein? Für so einen Quatsch habe ich doch gar keine Zeit."
- „XY hat schon recht, wenn sie/er mir sagt, dass ich mich in Bezug auf ... ändern soll. Erst wenn sie/er mich mag, kann ich mich annehmen."
- Nimm diesen Widerstand einfach einmal bewusst an.
- Es ist gut, dass diese Gedanken auftauchen, weil sie dir jetzt so richtig bewusst werden und du sie beobachten kannst. Normalerweise läuft dieses Programm unbewusst bei dir ab. Und sagt dir damit wieder einmal, warum du vermeintlich nicht gut genug bist. Erst wenn sich diese negativen Gedanken zeigen, kannst du geistige Kontrolle erlangen. Dadurch haben sie auch keine Macht mehr über dich und können dich nicht mehr verletzen. Du kannst dich dadurch bewusst entscheiden, dass du diesen Gedanken keine Bedeutung mehr zumessen wirst.
- Und nun sag laut oder nur innerlich zu diesen Gedanken: „Danke, dass du dich mir gezeigt hast. Ich lasse dich los. Ich nehme mich so an, wie ich bin!" Wie fühlt sich das an?
- Auf diese Weise kannst du viele dieser negativen Gedanken über dich selbst, die immer wieder einmal auftauchen werden, nach und nach neutralisieren. Sie haben dann keine Wirkung mehr auf dich.

- Wenn du dich auf diese Weise von dem alltäglichen gedanklichen Ballast, den du mit dir herumschleppst, gelöst hast, dann wirst du auch bereit sein, dich von den düsteren Gedanken zu verabschieden, die einen Migräneanfall in dir auslösen können. Du schaffst es dadurch, dich auch in dieser Situation anzunehmen.
- Wende deine unterstützenden Gedanken gezielt dann an, wenn sich während deines Migräneanfalls negative Einfälle bei dir melden. Bedank dich bei ihnen und lass sie dann los. Du wirst sehen, ohne diesen zusätzlichen inneren Druck fällt es leichter, deine noch vorhandene Kraft auf Positiveres oder bewusste Bewältigungsstrategien zu lenken.
- Wenn du bemerkst, dass der Widerstand gegen deine Selbstannahme nachlässt, kannst du deiner Affirmation gerne noch etwas hinzufügen. Hier findest du noch ein paar Anregungen:

  „Ich nehme mich so an, wie ich bin, und achte stets gut auf mich!"

  „Ich nehme mich so an, wie ich bin, und gebe mir die Zeit, zu wachsen!"

  „Ich nehme mich so an, wie ich bin, und gehe stets liebevoll und fürsorglich mit mir um!"

## Rückzug

Sich selbst anzunehmen und zu den eigenen Bedürfnissen zu stehen, bedeutet auch: Sie dürfen sich in dieser Phase zurückziehen. Sie dürfen Ihrem Körper und sich selbst das geben, was er verlangt. Wenn Sie lange und oft dagegen ankämpfen und Ihrem Körper nicht das geben, was er so dringend benötigt, wird der nächste Anfall nicht lange auf sich warten lassen.

Schnell ein Medikament einzuwerfen und alles zu übertauchen, um nur ja Ihrem Arbeitgeber nicht unangenehm aufzufallen, ihre Kollegen nicht im Stich zu lassen oder Ihrem Partner nicht zur Last zu fallen, bedeutet, dass Sie (wieder einmal?) „Nein" zu sich und „Ja" zu den anderen sagen. Dass Sie Ihre eigenen Bedürfnisse denen der anderen unterordnen. Und diese Phase haben Sie doch schon hinter sich gelassen und sich bewusst für sich entschieden. Oder?

Sie dürfen entscheiden, was jetzt in Ihrer Situation das Beste für Sie ist. Es wird immer wieder einmal Momente geben, in denen es wichtig sein wird, „zu funktionieren". Keine Sorge, das ist etwas, das Sie wahrscheinlich perfektioniert haben und das auf Knopfdruck immer noch gut funktioniert. Aber Sie sind die Person, die sich bewusst entscheidet. Und zwar nicht aus dem Beweggrund, es nur ja allen anderen recht machen zu wollen.

Rückzug bedeutet, nicht aufzugeben, sondern in der Stille und in der Ruhe Kraft zu tanken oder Energie zu sparen, die Sie zum „Durchstehen" Ihres Migräneanfalls benötigen. Es bedeutet, zu sich zu finden und für sich selbst da zu sein.

Und, ja, man darf das Handy auf lautlos schalten oder den Flugmodus verwenden! Gerade in dem Fall, in dem Schlaf das beste und wirksamste Heilmittel ist. Natürlich können Sie vorher noch Ihren Partner oder wichtige Angehörige informieren, dass es Ihnen nicht gut geht und Sie jetzt versuchen, zu schlafen, und das Handy abdrehen. Aber bitte informieren Sie nicht alle Ihre Facebook-Freund*innen und checken noch mal schnell alle Ihre Social-Media-Accounts und E-Mails. Sie sind nicht verpflichtet, ständig erreichbar und immer präsent zu sein. Es gibt jetzt Wichtigeres – und das sind SIE!

## Hilfe annehmen

***Der Kummer, der nicht spricht,***
***nagt leise an dem Herzen,***
***bis es bricht.***

William Shakespeare

Gerne können Sie noch einmal zum Präventiv-Teil zurückblättern und unter **„Ich darf um Hilfe bitten"** nachsehen, um sich die Inhalte in Erinnerung zu rufen. Nun werden Sie die nächsten Schritte gehen. Die Schritte, die Sie benötigen, um angebotene Hilfe auch wirklich anzunehmen oder Bedürfnisse zu konkretisieren und auszusprechen.

S. 96–97

Meistens wollen wir stark sein und niemandem zur Last fallen. Oder wir wollen nicht, dass uns jemand bei einem akuten Migräneanfall erlebt, weil wir uns in dieser Situation schon selbst schwer annehmen können. Oder weil es uns noch immer schwerfällt, Dinge abzugeben; weil wir Situationen kontrollieren und alles managen wollen. Doch jetzt ist es an der Zeit, die Zügel auch einmal aus der Hand zu geben.

Wir wollen die Kontrolle nicht abgeben. Dabei vergessen wir aber leider oft, dass unsere nächsten Angehörigen bei einem Anfall hilflos danebenstehen und nicht wissen, wie sie uns in Bezug auf unsere Migräne unterstützen können. Wir schließen damit die Personen, die uns helfen möchten, aus. Fühlen uns vielleicht allein oder im Stich gelassen, obwohl wir selbst Signale aussenden, die zeigen, dass wir in Ruhe gelassen werden wollen.

Es kann sein, dass Sie sich denken: „Das ist doch eh klar, dass das jetzt für mich gut wäre. Warum sieht er oder sie das nicht?" Gerade in Situationen, in denen wir verletzlich sind, kann es auf diese Weise zu Kränkungen kommen – und dazu, dass es Ihnen dann noch schwerer fällt, sich zu öffnen. Wenn Sie sofort abblocken, wenn der Versuch einer Aufmunterung oder Hilfestellung kommt, wird diese mögliche Unterstützung zukünftig vielleicht ausbleiben. Sich gegenseitig beizustehen, stärkt die Bindung zwischen zwei Menschen, die Vertrautheit, die Nähe. Sie bekommen Trost gespendet und erleben Geborgenheit. Das ist doch auf jeden Fall einen Versuch wert – oder? Oft sind es auch nur die kleinen Gesten, die Trost spenden. Das Gefühl, dass jemand da ist für uns, kann wunderschön sein.

Sie fallen niemandem lästig, wenn Sie sagen, was Sie benötigen. Sie machen es Ihrem Gegenüber dadurch nur leichter. Es gibt dann kein Rätselraten mehr! Teilen Sie sich mit und nehmen Sie an, was kommt. Sie verwandeln sich bei einem Migräneanfall in ein anhängliches Wesen, das nicht allein sein will? Sprechen Sie es an und bitten Sie Ihren Partner, sich zu Ihnen zu legen oder zu setzen, bis Sie eingeschlafen sind. Danken Sie ihm dafür, dass er Sie so unterstützt – Sie werden sehen, das nächste Mal wird es schon leichter sein, Hilfe anzunehmen, weil sich der Ablauf schon etwas eingespielt hat.

**Um Hilfe zu bitten, Hilfe annehmen zu können und sich selbst zu helfen, also z. B. Techniken aus diesem Ratgeber anzuwenden – das sind Dinge, die Voraussetzung sind, um selbstfürsorglich mit sich umzugehen.** Sie müssen nicht alles allein lösen, Sie dürfen Unterstützung annehmen. Sei es, dass Sie sich von anderen Unterstützung holen oder sich selbst im Rahmen der eigenen Möglichkeit zu stärken.

Was kann das nun am Ende des Ratgebers für Sie bedeuten – wie kann diese Hilfestellung weiter aussehen?

## Ausgelesen – und was nun?

***Man kann dir den Weg weisen,***
***aber gehen musst du ihn selbst.***

Bruce Lee

Sie sind nun am Ende dieses Ratgebers angekommen. Das bedeutet jedoch nicht, dass Sie das Buch jetzt in Ihr Bücherregal stellen, seufzend sagen: „Naja, ich hab's ja eh probiert!" und wieder der Migräne das Kommando überlassen.

Sie sind schon so weit gekommen – gehen Sie noch ein Stückchen weiter. Wenn Sie diesen Ratgeber ausgelesen haben, schauen Sie sich immer wieder Ihre Notizen durch. Welche Gedanken oder Ideen sind Ihnen während des Lesens gekommen? Was können oder wollen Sie noch ausprobieren? Welche der angeführten Übungen haben Ihnen gutgetan und welche davon möchten Sie noch vertiefen und öfter anwenden? Gerne können Sie den Ratgeber auch nach einiger Zeit wieder zur Hand nehmen – Sie werden sicher wieder etwas entdecken, was Ihnen beim ersten Mal vielleicht nicht aufgefallen ist. Weil Sie einfach schon weitergekommen sind und sich selbst besser kennengelernt haben.

Doch auch der beste Ratgeber hat seine Grenzen und kann nur eine Anleitung für generelle Ansätze und Selbsthilfestrategien darstellen. Wenn Sie das Gefühl haben, nun allein weiterzukommen, dann freue ich mich aufrichtig für Sie!

Wenn Sie stattdessen noch individuelle Strategien für die Umsetzung oder die nachhaltige Verinnerlichung benötigen, dann ist möglicherweise ein gezieltes Einzelcoaching für Sie die richtige Wahl. In diesem Rahmen darf es einmal nur um Sie gehen, und durch die persönliche und an Ihre Themen angepasste Beratung können tiefergehende Bewältigungsstrategien ihre Wirkung entfalten. Um wieder mehr körperliches Wohlbefinden, Leichtigkeit und Lebensqualität erleben zu können! Bleiben Sie weiter offen für Neues, probieren Sie aus, und vor allem: Geben Sie nicht auf!

**Ganz nach dem Motto: Tausche Kopfgewitter gegen Lebensfreude!**

# Literaturangaben

Gerber, W.-D. (2000): Kopfschmerz und Migräne. Ursachen erkennen, Schmerzen überwinden. Das 10-Schritte-Programm zur Selbsthilfe. München: Goldmann.

Kropp, P./Brecht, I. B./Niederberger, U./Kowalski, J./Schröder, D./Thome, J./Meyer, W./Wallasch, T. M./Hilgendorf, I./Gerber, W.-D. (2002): Time-dependent post-imperative negative variation indicates adaptation and problem solving in migraine patients. Journal of Neural Transmission 119 (10), 1213–1221.

**Bibliografische Information der Deutschen Nationalbibliothek**
Die Deutsche Nationalbibliothek verzeichnet diese Publikation in der Deutschen Nationalbibliografie; detaillierte bibliografische Daten sind im Internet über http://dnb.d-nb.de abrufbar.


Lektorat: Sabine Schlüter, Wien
Typografie und Satz: Florian Spielauer, Wien
Umschlagbild: © EniaB, Shutterstock
Fotos Innenteil:
S. 76: pixabay
S. 170-171: AdobeStock
Druck: finidr
Printed in the E.U.
ISBN 978-3-99002-113-2